APÚNTATE A LOS
CURSOS ONLINE DE MEDICINA DE SANTA HILDEGARDA

CREADOS POR
AULA MUCHA VIDA
Y CASA SANTA HILDEGARDA

Impartidos por el Doctor en Medicina
LOUIS VAN HECKEN de Bélgica,
con la colaboración y traducción de
JUAN ANTONIO TIMOR

- Vídeos, documentos, teoría y consejos prácticos.
- Tutoría personalizada del profesor.
- Asistencia técnica para que puedas realizar los cursos a tu ritmo y sin contratiempos.

Aquí puedes acceder a una CLASE GRATUITA

Escanéame

aulamuchavida.com / santahildegarda.es

VADEMÉCUM DE REMEDIOS DE SANTA HILDEGARDA DE BINGEN

LIBROSLIBRES

Calle Playa de Riazor, 12
28042 Madrid
Teléfono: 91 594 09 22
www.libroslibres.com
compras@libroslibres.com

Casa Santa Hildegarda
www.casasantahildegarda.es

Título original: «Der Hildegard Kompass»

Primera Edición en alemán en 2014 por Knaur Verlag

Primera edición en español en 2023
Publicada por Libros Libres en colaboración con Casa Santa Hildegarda

Primera traducción española aumentada y puesta al día por el Traductor Juan Antonio Timor Pineda

Primera edición: septiembre 2023
ISBN: 978-84-124494-9-5
DL: M-20893-2023

Diseño de cubierta: Miguel Ángel Blázquez
Maquetación: Vanesa Hache
Impresión: CALPRINT

Impreso en España – Printed in spain

WIGHARD STREHLOW

VADEMÉCUM DE REMEDIOS DE SANTA HILDEGARDA DE BINGEN

LOS PRINCIPALES REMEDIOS, DE SANTA HILDEGARDA SU MODO DE USO Y SUS APLICACIONES

LIBROSLIBRES

NOTA IMPORTANTE

En este libro se presentan informaciones y recomendaciones que han sido comprobados de acuerdo a nuestro mejor y más leal saber y entender. No obstante, ni el autor ni el editor asumen ninguna responsabilidad por los posibles daños, directos o indirectos de la clase que sean, que pudieran producirse por el uso de las indicaciones aquí descritas. Se ruega que, en caso de duda, por ejemplo en caso de problemas serios, acudan a los profesionales sanitarios legalmente autorizados en busca de ayuda médica para el diagnóstico y tratamiento.

Dr. Wighard Strehlow

Abreviaturas e indicaciones de medidas y cantidades:

CS =	Cucharada sopera	(15 ml)
CC =	Cucharadita de café	(5 ml)
C =	Copita de licor	(20 ml)
1 taza =		(100 ml)
Pz. =	Pizca o punta de cuchillo	

ÍNDICE

PRÓLOGO
A LA PRIMERA EDICIÓN ESPAÑOLA

Después de muchos años divulgando el legado de Santa Hildegarda de Bingen, la más reciente Doctora de la Iglesia de las 4 mujeres que ostentan ese título en la Iglesia Católica, ha llegado el momento de publicar este Vademécum de Santa Hildegarda en español para poder facilitar, a los Amigos de esta Santa y al público en general, una herramienta que servirá para facilitar el acceso a sus remedios y a su manera de usarlos.

Por el momento llevamos traducidos y publicados 8 libros del Dr. Strehlow sobre el Arte de Curar de Santa Hildegarda que son herramientas de incalculable valor para comprender y practicar sus consejos sobre la alimentación, el estilo de vida y la manera de abordar los distintos problemas de salud que se puedan presentar.

Esa bibliografía para las personas que conocen la obra de santa Hildegarda empieza a ser un corpus voluminoso y consultarlo a veces puede ser prolijo sobre todo en casos de una cierta urgencia. Este librito que tienes en tus manos querido lector es una herramienta para tener siempre a mano y consultar de manera rápida y clara cuando sea necesario.

Los remedios los hemos organizado por orden alfabético y al final hay un índice de posibles trastornos o afecciones que remite a las páginas de los remedios que Santa Hildegarda recomienda para esos casos.

Finalmente, para esta edición española y es una primicia, hemos añadido, al final del libro, varios anexos.

El primero de los cuales es un repertorio de indicaciones para los casos mas comunes que se nos presentan en nuestra vida cotidiana.

En segundo lugar hemos añadido un amplio extracto de un artículo del Dr. Strehlow que publicó en momentos dramáticos que no desearíamos volver a vivir pero que podría ayudarnos en el futuro.

Finalmente he añadido como tercer anexo algunas dietas o regímenes que son muy útiles en la vida práctica y que nos ayudarán en momentos de apuro.

Con mis mejores deseos ponemos en vuestras manos esta herramienta que consideramos será muy útil y llenará un hueco en nuestra tarea de difusión del legado de Santa Hildegarda en lo relativo a la alimentación y la salud

El traductor y responsable de esta primera edición actualizada y aumentada.

Juan Antonio Timor

PRÓLOGO A LA EDICIÓN ALEMANA

El sondeo de opinión en Allensbach[1] ha verificado ya hace 20 años que más del 80% de la población prefiere tratar con plantas sus problemas cotidianos de salud en lugar de usar medicamentos químicos. Estas necesidades piden una Naturopatía moderna, esperemos que legalmente regulada en el futuro, basada en remedios cuya acción curativa y su seguridad ya han sido demostradas desde hace cientos de años. En contraste con esto en la medicina académica un medicamento químico sucede a otro y, como es sabido, el anterior no era tan maravilloso como el último que aparece. En el caso de los antibióticos estamos ya ¡en la cuarta generación!

En cambio, cuando se presta atención, como Santa Hildegarda, a la naturaleza se puede descubrir toda una farmacopea de remedios más eficaces y más inteligentes que le van al ser humano como anillo al dedo. Ante todo, usando esos remedios naturales nunca se producen efectos nocivos ni para el ser humano ni para la Naturaleza, en comparación con la enorme contaminación ambiental de los ríos y lagos intoxicados por culpa de toneladas de antibióticos, hormonas artificiales o calmantes.

Los remedios naturales a base de plantas con su enorme variedad de principios activos poseen, en general, una acción de un mayor espectro curativo que los medicamentos con un solo principio activo extraído, o sintetizado, químicamente con sus innumerables efectos secundarios.

El año 2012 la profetisa alemana Hildegarda de Bingen (1098-1178) fue proclamada primero santa, al cabo de 900 años y cinco intentos fallidos, por el Papa Benedicto XVI, que la incluyó oficial-

1 Lugar donde está ubicada la clínica del Dr. Strehlow (ndt.)

mente en el santoral, y en octubre del mismo año doctora de la Iglesia Universal.

El papa, Benedicto XVI, encomió expresamente la gran sabiduría en la cual está basada la medicina de Santa Hildegarda. La santa recibió de Dios el don de interpretar la creación, donde descubrió la gran farmacia del Creador y desarrolló una medicina que hoy en día despierta de nuevo gran interés.

A lo largo de mis conferencias, seminarios y consultas con mis pacientes en muchos países del mundo siempre he oído frases como esta: "Si no hubiera usado la medicina de Santa Hildegarda seguramente haría ya tiempo que no estaría en este mundo".

He preparado este vademécum de los remedios de Santa Hildegarda para las personas de hoy en día. Es la primera breve sistematización de los remedios más importantes de Santa Hildegarda. La mayor parte se pueden conseguir como productos ya listos para consumir (ver las direcciones de referencia en el anexo) o también, con poco gasto, se pueden comprar las mezclas de hierbas y especias correspondientes y preparárselos cada uno en su casa.

Todos estos remedios son de venta libre sin que se necesite ninguna receta para conseguirlos. Aquí se expone, para cada remedio, lo más importante de forma resumida. Todos estos remedios llevan hacia una auténtica curación sin producir efectos secundarios, lo que no se puede decir, así sin más, de los medicamentos químicos que suelen dañar, según podemos ver leyendo los prospectos que los acompañan.

Aquí están "las Joyas de la Corona" de todo el inabarcable tesoro de remedios de Santa Hildegarda que en mis 30 años de práctica se han revelado como los remedios más eficaces. Las recetas han sido comparadas con el ejemplar florentino de la "Physica" descubierto en 1983 en Florencia y también se han tenido en cuenta las concordancias con las publicaciones de los descubrimientos más recientes de la fitoterapia científica.

Tenemos, por ejemplo, la mezcla de especias a base de hinojo de los Alpes que la propia Santa Hildegarda señala como uno de los mejores remedios para la sanación de las numerosas enfermedades que hasta hoy se consideran crónicas, a saber, las enfermedades autoinmunes consideradas incurables, entre las cuales se encuentran las enfermedades del corazón y la circulación, cáncer, reuma, diabetes, alergias, y también las numerosas enfermedades inflamatorias.

Más de 20.000 pacientes han sido tratados con éxito con esa cura a base de hinojo de los Alpes. El índice de éxitos ha sido establecido estadísticamente de acuerdo con las investigaciones llevadas a cabo por el Instituto Microbiológico del Dr. Rüdiger Pohl en Bad Saarow.

Las propiedades de la galanga son de un valor incalculable para el mantenimiento de la vida, para la prevención del infarto de corazón, el ictus o la pérdida repentina del oído, y en situaciones de emergencia pues la galanga en estas situaciones actúa cuando ningún médico se encuentra disponible.

Sencillamente genial es la indicación de Santa Hildegarda de que la milenrama puede curar "heridas internas y externas". La acción sanadora de la milenrama roza lo maravilloso también en situaciones críticas, como cuando toda la panoplia de antibióticos se declara impotente, por ejemplo, en casos de infecciones de heridas por culpa de bacterias hospitalarias —infecciones multirresistentes por estreptococos.

Especialmente valiosos son también los remedios de Santa Hildegarda que se describen aquí como ayuda en la vida cotidiana, ya sea para una buena digestión, como en el caso del hinojo o la espelta, o para los cuidados de la piel, con cosméticos a base de extracto de violetas, o para la prevención y el tratamiento de las infecciones gripales, con mezclas de polvos de pelargonio o con bebida de marrubio. Impresionantes son los resultados obtenidos con el caldo de pie de ternera, tanto en la prevención de la osteoporosis como en la eliminación de los dolores articulares, la reconstrucción del tejido conjuntivo y de los huesos, cartílagos y articulaciones.

Gracias a la enorme cantidad de minerales que contiene, esta sopa, con pH básico, protege a la sangre y al conjunto de las células del cuerpo de la hiperacidez y de las inflamaciones que ésta origina.

Un detallado índice de enfermedades y de síntomas permite encontrar rápidamente el remedio adecuado.

Descubra usted ahora las mejores recetas de Santa Hildegarda y libérese de manera natural de sus molestias y enfermedades. En esto les deseo un gran éxito.

Doctor Wighard Strehlow
Allensbach am Bodensee
Invierno 2013/14

LOS REMEDIOS ORDENADOS POR ORDEN ALFABÉTICO

Abeto, bálsamo de
Tannensalbe
Unquentum Abietis

Composición: Agujas primaverales y corteza de abeto, hojas de salvia y mantequilla.

Indicaciones: Dolores de estómago y de intestino, molestias en el páncreas, en casos de diabetes, dolores de bazo, cólicos biliares, dolores de cabeza fuertes (a menudo son un signo precursor de un estado de shock), sinusitis.

Utilización: En caso de dolor primero hay que untar bien con crema de abeto la zona del corazón y después en la zona del plexo solar. Cuando el dolor es en el bazo, primero se unta la zona del corazón y luego la zona del bazo situada más abajo a la izquierda.

De la fitoterapia científica: Las ramas, yemas y brotes tiernos del abeto son muy ricos en aceites esenciales que tienen propiedades antisépticas y mucolíticas. Además las agujas de abeto y de otros pinos contienen alcanfor y provitamina A, cumarina y bioflavonoides. Las hojas de abeto y los brotes se han considerado y se consideran también hoy en día como unos remedios muy eficaces contra la tos y la bronquitis. Sus componentes, especialmente los aceites esenciales, eliminan la mucosidad espesa en casos de bronquitis aguda y catarro. Además los taninos que contienen actúan profundamente desde la piel y eliminan dolores y calambres musculares.

☞ **Dice Santa Hildegarda en la Physica:**

El abeto es más caliente que frío y tiene mucha energía... Cuando el árbol está verde y todavía no ha perdido su savia, hacia marzo o incluso mayo, tome corteza y hojas de este árbol y también algo de madera y córtelo todo en pedazos muy diminutos. Agregue la mitad de esa cantidad de salvia e hierva todo esto en agua, hasta que espese. Entonces agregue mantequilla de vaca, preparada en mayo y fíltrelo todo con un paño, haciendo un ungüento.

Si a alguien le duele la cabeza, padece gota, delira, o está frenético, de manera que su corazón sufre, primero unte su corazón con este ungüento. Después, aféitese el pelo y unte su cabeza con el mismo ungüento. Repítalo un segundo o tercer día, y su cabeza recuperará la salud y el equilibrio.

Agua de Galanga- frambuesas
Galgant-Himbeer-Wasser
Pulvis galangae et fructus Rubi idaei

Indicaciones: Fiebre vírica y como prevención en caso de fiebres virales y de epidemia de virus.
Preparación: Echar 2 comprimidos de galanga o 2 ó 3 puntas de cuchillo de polvo de galanga, un chorrito de zumo de frambuesas y un limón recién exprimido en un vaso con agua fría y remover para que se mezcle bien.
Modo de utilización: Beber de esta mezcla tres veces al día hasta que se produzca la mejoría; también se puede tomar como prevención.

☞ **Santa Hildegarda escribió:**
Capítulo XIII. Del libro "Physica" *GALANGA. (Apinia galanga)*
"La galanga es completamente caliente. No contiene ninguna frialdad y tiene muchas virtudes. Si alguien tiene fiebre ardiente, debe beber galanga pulverizada en agua de manantial, y se extinguirá la fiebre".

Aguileña, tintura de hojas de
Akeleiblätter-Tinktur

Succus Aquilegia vulgaris L.

Contenido: Planta fresca de aguileña, conservada en alcohol, contiene un 58% de alcohol.

Indicaciones:

1) Depuración del sistema linfático, inflamación de los ganglios linfáticos, mononucleosis infecciosa con fiebre e inflamación de los ganglios linfáticos (virus). Enfermedad con el virus de Epstein-Barr.
2) Inflamación de los ganglios del cuello, pólipos inflamados (anginas del paladar) y pólipos en los senos nasales.

Uso:

En el caso de la indicación nº 1 tomar 10 gotas, tres veces al día, antes de las comidas hasta la curación.

En el caso de la indicación nº 2 mezclar 1 CS (30 gotas) con 1 CS de vino y tomar antes de ir a dormir. Para los niños, mezclar media CS de vino con media CS de agua y lo tomarán también antes de ir a la cama.

En ambos casos es bueno como complemento tomar miel de aguileña:

Miel de aguileña: mezclar 30 ml de tintura de aguileña con 100 g de miel desespumada y tomar varias veces al día media CC de esa miel.

La cura con aguileña es completamente inocua si respetamos estas indicaciones.

De la fitoterapia científica: En las semillas de aguileña se han encontrado glucósidos cianógenos que tienen un papel decisivo en la lucha contra el cáncer.

☞ Libro Physica. Capítulo CXXXII. AGUILEÑA.

(Aquilegia vulgaris)

La aguileña es fría. Una persona en quien empiezan a originarse escrófulas, debe comer aguileña cruda, y la escrófula desaparecerá. Y uno en quien la escrófula se está desarrollando debe comer aguileña cruda, y disminuirá. Pero quien arroje mucha flema, empape aguileña en miel y cómala a menudo. Disminuirá la flema y se librará de ella. Si tiene fiebre machaque aguileña, filtre su jugo con un paño y agregue vino y si lo bebe frecuentemente, mejorará.

Ajenjo y verbena, mezcla de (hierbas para el dolor de muelas)

Wermut-eisenkraut-Mischung

Species Absinthi et Verbena officinalis L.

Componentes: Hierba de ajenjo y verbena a partes iguales.

Indicaciones: Dolores de muelas, operaciones odontológicas, focos infecciosos en el área dental, granuloma de la raíz, enfermedades de la laringe y la mucosa bucal, dolores y neuralgias. El remedio no ayuda en caso de caries pero sí en caso de fuertes dolores y cura las inflamaciones.

Preparación: Cocer en ¼ de litro de vino 1 cucharada sopera de la mezcla de hierbas, colar y endulzar con azúcar de caña o miel.

Indicaciones de uso: Beberlo caliente a sorbos. De 1 a 3 veces al día envolver las hierbas en una venda haciendo un rollo y colocarlo entre el foco y la mejilla por dentro dejándolo al menos entre 30 y 60 minutos. A menudo es suficiente con una sola utilización. Si es necesario, repetirlo durante tres noches antes de acostarse.

De la fitoterapia científica: Gracias a sus componentes el ajenjo es un buen ejemplo de un remedio universal para las mucosas. Los elementos amargos producen una irritación de la mucosa y así se libera la inmunoglobulina A y se activan las defensas del sistema inmunitario. Esa acción antiinflamatoria se refuerza gracias a los elementos extremadamente amargos de la verbena. Además de esto, el ajenjo y la verbena tienen, debido a sus componentes, una acción antiinfecciosa, tonificante de las mucosas, espasmolítica y analgésica sobre las encías. Ya desde la primera aplicación desaparecen los peores dolores de muelas y, más tarde, a los tres días, vuelve la normalidad al foco del dolor.

☞ **Santa Hildegarda: Physica CAPÍTULO CIX. AJENJO.**

(Artemisia absinthi)

El ajenjo es muy caliente y tiene mucha fuerza. Es el remedio principal para todas las dolencias.

Quien tenga dolor de muelas proveniente de la sangre podrida o por la purgación del cerebro, debe cocer pesos iguales de ajenjo y verbena en una olla nueva con vino bueno. Después de filtrarlo con un paño, bébalo con un poco de azúcar. Cuando se acueste, ate las hierbas calientes alrededor de su mandíbula. Debe hacer esto hasta que esté bien.

Ajenjo, aceite de
Wermut-Öl
Insoleatum Absinthii

Componentes: Extracto de ajenjo y aceite de oliva.

Indicaciones: Tos, dolor al toser, tos del niño pequeño, irritación de la pleura, dolor punzante en el costado, bronquitis, gripe y dolor de pecho gripal.

Indicaciones de uso: Aplicar unas gotas una o varias veces al día, pero especialmente antes de acostarse, sobre el esternón mientras duren las molestias.

Indicaciones complementarias: El aceite de ajenjo puede causar alergia, por eso primero se debe probar aplicando una gota en el dorso de la mano con un ligero masaje. Se esperan 5 minutos y si se pone rojo no se puede aplicar en esa persona.

☞ **Santa Hildegarda: Physica Capítulo CIX. Ajenjo.**

(Artemisia absinthi)

El ajenjo es muy caliente y tiene mucha fuerza. Es el remedio principal para todas las dolencias.

Vierta el jugo del ajenjo en aceite de oliva de modo que haya dos veces más de aceite que de ajenjo. Caliéntelo al sol en un tarro de cristal, y guárdelo para todo el año. Cuando alguien tenga dolor, dentro o alrededor de su pecho, que le esté haciendo toser, úntelo en su pecho. Y si siente dolores en el costado frótelo en este lugar, y con esta unción se cura tanto el interior como el exterior.

Ajenjo, bálsamo de
Wermut-Salbe
Unguentum Absinthii cp.

Componentes: Extracto líquido de ajenjo, grasa de ciervo, médula de ciervo, grasa de ternera.
Indicaciones: Artritis con dolor en los dedos, hombros, caderas, rodillas, pies, reuma articular y artrosis.
Instrucciones de uso: Aplicar en la zona afectada. ¡La aplicación hace maravillas! Ya a los pocos minutos después de la aplicación desaparecen los dolores y las articulaciones se pueden movilizar. En casos muy avanzados se debe aplicar diariamente durante unas 6 semanas. A lo largo del año repetir varias veces.

☞ **Santa Hildegarda: Physica CAPÍTULO CIX. AJENJO.**
(Artemisia absinthi)
El ajenjo es muy caliente y tiene mucha fuerza. Es el remedio principal para todas las dolencias.
También, machaque ajenjo en un mortero, agregue sebo del ciervo y médula del ciervo, y haga un ungüento. Debe haber dos veces más de ajenjo que de sebo, y dos veces más de sebo que de médula. Quien está muy atormentado por la parálisis de modo que sus miembros amenacen romperse, debe darse un masaje a fondo con este ungüento donde le duela, mientras está cerca del fuego, y se curará.

Ajenjo, bebida de
Wermut-Elixier
Decoctum Absinthii cp.

Componentes: Ajenjo, vino y miel.

Indicaciones: Como cura primaveral protege contra la enfermedad nº 1 del mundo occidental: la arterioesclerosis, cuyas consecuencias son el ictus o el infarto cardíaco. Remedio protector para las personas propensas en invierno a los enfriamientos, enfermedades pulmonares y gripe, debilidad renal, vejez prematura, perturbaciones del estómago y del intestino, pérdidas e inflamación del bajo vientre, debilidad cardíaca, problemas de la vista (cataratas).

Indicaciones de uso: Tomar 20 ml en días alternos de mayo a octubre en ayunas. En caso de necesidad se puede seguir tomándolo todo el año.

Información complementaria: Las normas legales establecen que la bebida de ajenjo contenga un 7% de alcohol. Si queremos bajar el porcentaje de alcohol a un 3% sólo tenemos que hervirlo muy fuerte durante 1 minuto y volverlo a embotellar de nuevo en un recipiente esterilizado.

☞ **Santa Hildegarda: Physica Capítulo CIX. Ajenjo.**
(Artemisia absinthi)
"El ajenjo es muy caliente y tiene mucha fuerza. Es el remedio principal para todas las dolencias
Cuando el ajenjo está fresco, macháquelo y exprima su jugo con un paño. Luego, cueza vino con miel, y vierta el jugo en este vino, de modo que el ajenjo supere el sabor del vino y de la miel. Beba esto, no cada día, sino cada tres días, antes del desayuno, de mayo a octubre. Detendrá su melancolía y enfermedades interiores, y aclarará sus ojos. Fortalecerá su corazón, impedirá a sus pulmones ponerse enfermos, calentará su estómago, purgará sus vísceras, y proporcionará una buena digestión".

Amatista
Amethist-Stein
Lapis amethist

Indicaciones: Manchas en la cara, marcas de edad, inflamaciones, hematomas, quistes, gangliones (quistes sinoviales benignos), nódulos en el tejido conjuntivo, picaduras de insectos.

Usos o aplicaciones: Se humedece la amatista con la propia saliva y se pasa varias veces por el lugar correspondiente. Repetir varias veces al día hasta lograr la curación.

Ayuda complementaria: En casos de manchas en la cara o manchas por la edad lavarse la cara con agua de amatista.

Esta agua es muy fácil de preparar: se pone una amatista en un colador, que se mantiene sobre el vapor del agua hirviendo, de manera que las gotas que se forman en la piedra por condensación vuelvan a caer sobre el agua hirviendo. Al final se deja reposar la amatista en esa misma agua con la que nos mojamos la cara.

☞ **Santa Hildegarda: Capítulo XV del Libro de la Physica. AMATISTA.**

(Amethist)

La amatista se desarrolla cuando el sol muestra su círculo. Es caliente y ardiente y un poco aérea, porque el aire es algo tibio cuando el sol muestra su círculo, según se ha descrito.

Quien tenga manchas en su cara debe humedecer una amatista con su saliva y frotarla encima de sus manchas. También, caliente agua encima de un fuego y sostenga la piedra encima del agua. Mezcle el sudor que sale de ella con el agua. Entonces ponga la piedra en el agua y lave con ella su cara. Si lo hace a menudo, su cara tendrá la piel suave y buen color.

Si en alguna parte de su cuerpo se está hinchando un tumor reciente, humedezca la amatista con su saliva y toque el tumor con ella. El tumor disminuirá y desaparecerá.

Apio, mezcla de polvos de semillas
Selleriesamen-Mischpulver
Pulvis Apii cp

Composición: Semillas de apio, ruda, nuez moscada, clavo y saxífraga.
Indicaciones: Remedio universal contra el reuma, gota, Parkinson, temblores de miembros, contracciones involuntarias en las comisuras de los labios.
Uso: Tomar diariamente 1 cucharada (CS) de polvos con pan de espelta. En casos difíciles tomar 3 cucharadas diarias al principio. Dos antes de comer y una después. Después de la mejoría reducir a dos cucharadas diarias durante 2-3 semanas. Duración de la cura de 6 a 8 semanas.
De la fitoterapia científica: Las semillas de apio contienen aceites esenciales con efectos antimicrobianos muy eficaces y flavonoides con acción antiinflamatoria. La cumarina previene contra la trombosis y los riesgos de embolia. También contienen aceites grasos con sabor amargo. Finalmente las semillas de apio en combinación con los efectos psicotrópicos de la nuez moscada eliminan los dolores reumáticos y de la gota.

☞ Libro de la "Physica" Capítulo LXIX. APIO.
(Apium graveolens)
El apio es caliente y de una naturaleza más verde que seca. Tiene mucho jugo en sí y no es bueno que nadie lo coma crudo, porque origina humores malos. Pero cuando se cocina no es dañino para comer, sino que suscita humores saludables.
Quien esté torturado por la enfermedad ("gicht", gota) de forma que su cara se tuerce por la contracción y sus miembros tiemblan, e incluso se contraen en otras partes de su cuerpo, debe pulverizar la semilla del apio. Agregue una tercera parte de ruda, y nuez moscada, menos que del polvo de ruda, clavos, menos que de la nuez moscada, y saxífraga, menos que de los clavos, y reduzca todo a polvo. Coma este polvo con o sin alimento y el la enfermedad cesará, porque este es el remedio mejor contra ella. Si cualquier persona torturada por el "gicht" come frecuentemente este polvo, el gicht huirá de él, sin hacer ningún daño.

Aro, bebida de
Aronstab-Elixier

Decoctum Ari Rhizoma

Composición: Raíz de aro y vino.

Indicaciones: Depresión, trastornos depresivos, melancolía, nerviosismo, malestar en el climaterio, sudores, sofocos, cambios de humor, para fortalecer los nervios y para los trastornos psicosomáticos.

Uso: En casos leves tomar una copita (20 ml) o dos, a lo largo del día.

En casos difíciles tomar de 20 ml a media taza repartidos a lo largo del día durante 4 semanas.

De la fitoterapia científica: Por miedo a su supuesta toxicidad el aro apenas se usa en la fitoterapia convencional, pero tóxicas son sólo las bayas rojas y las hojas, que pueden producir incluso irritaciones en la piel. La toxicidad de las bayas de aro proviene de los mismos alcaloides que comparte con las bayas de las patatas, pero las raíces de aro son completamente inofensivas (como las patatas) gracias a la cocción, ya que esas sustancias tóxicas desaparecen con ella.

Indicación complementaria: El aro es una especie protegida, por eso sólo se pueden usar las raíces cultivadas ex profeso.

Bálsamo de galanga-jengibre, (Virita Red)
Galgant-Ingwer-Salbe

Contenido: Aceite esencial de galanga y de jengibre en manteca de cacao, manteca de carité y manteca de coco.

Indicaciones: Protección ante el cáncer de piel y tratamiento de los basaliomas en estadios precoces.

Utilización: Cuando se dan cambios llamativos en la pigmentación de la piel. Aplicar dando un masaje en forma de espiral. En los casos normales desaparecen las manchas de pigmentación en el espacio dos semanas. En caso de duda, por favor, pida ayuda médica.

De la fitoterapia científica: Los aceites esenciales de la galanga y del jengibre refuerzan el sistema inmunitario de la piel ejerciendo una acción estimulante de su acción contra los gérmenes patógenos, hongos y virus.

Indicación complementaria: A los cánceres de piel blancos pertenecen los basaliomas y el carcinoma espinocelular. Es una de las peores enfermedades de la piel que puede extenderse, como un tumor maligno, a los tejidos de alrededor pudiendo llegar incluso a los huesos. Si se detecta precozmente las posibilidades de curación del cáncer blanco de la piel son muy buenas. El cáncer de piel negro, el melanoma maligno, es muy agresivo y peligroso. Las enfermedades tumorales malignas de la piel se desarrollan, muchas veces, a partir de nevus o lunares.

Becabunga (una especie de berros), **tintura de Bachbunguen-Tinktur**
Succus Verónica beccabunga L.

Contenido o composición: Extracto de becabunga planta fresca conservado en alcohol (HAB 34), contiene 58% de alcohol.
Indicaciones: Hemorroides, sangrado hemorroidal, mala circulación de la vena porta hepática, varices, favorece la digestión.
Uso: añadir cada día de 20 a 40 gotas (1 CC) a la comida para que se cuezan juntas hasta lograr la mejoría.

☞ **En el capítulo LXXI de la Physica Santa Hildegarda escribe:**
La verónica acuática (Beccabunga) es de naturaleza caliente. Si alguien la come cocinada, con manteca de cerdo o aceite, soltará su estómago como si fuera un purgante. Cuando se come, incluso detiene "gicht".

Betónica (hierba)
Betonica-Kraut
Betonica officinalis L, Stachys officinalis

Indicaciones: Remedio universal para las enfermedades de la mujer, para menstruaciones abundantes, sangrados intermedios (excepto en casos de miomas sangrantes). Tiene una acción calmante en los casos de síndrome premenstrual, en los dolores de riñón y lumbago, dolores genitales, edemas, depresiones y enfermedades nerviosas.

Preparación del vino de betónica: Poner a remojo en un litro de vino tinto 5 CS de hierba troceada para que el vino se impregne del sabor de la hierba. Colar al día siguiente.

Uso: Tomar 20 ml tres veces al día hasta la mejoría.

De la fitoterapia científica: Gracias a sus componentes se ha comprobado que produce los siguientes efectos: disminuye la tensión arterial, es antioxidante, antimicrobiana, antiviral, disminuye las inflamaciones y los tumores y calma el dolor. Estos efectos confirman las recomendaciones de uso de Santa Hildegarda para los casos de trastornos en la menstruación.

☞ **En el Capítulo CXXVIII de la Physica se lee de la BETÓNICA:**
"Una mujer que sufre grandemente con una gran menstruación que viene de modo desordenado, debe poner betónica en vino, para que su sabor pase al vino. Si lo bebe a menudo, se curará".

Café de Espelta,
Dinkel-Kaffee
Triticum aestivum subsp. Spelta

Indicaciones: Bebida universal, molestias digestivas, estreñimiento, inflamación del estómago o del intestino, sanación intestinal.

Preparación: El primer día echar 6 cucharadas soperas de granos de "café de espelta" y una cucharada sopera de granos molidos en 1 l de agua, dejando cocer unos 10 minutos y colar después. La primera vez el café sale muy claro. Los granos se guardan en la nevera.

El segundo y tercer día se vuelven a cocer los granos de espelta del día anterior añadiéndoles dos o tres cucharadas soperas de granos nuevos y una cucharada sopera de granos molidos. Se deja cocer otra vez 10 minutos y se cuela. El café ya sale mucho más oscuro. Los granos se siguen guardando en la nevera. Del cuarto al sexto día se hace el café igual añadiéndole granos nuevos y granos molidos cada vez. Hasta que los granos revienten y se abran. Entonces hay que tirarlo todo y comenzar otra vez.

Si se desea, también se puede preparar un capuchino. Se cogen cinco cucharadas soperas de granos molidos en 1 l de agua, se cuecen y se cuelan. Se añade crema de leche y cacao en polvo al gusto. Se puede comparar, con la cabeza bien alta, con cualquier otro capuchino con la ventaja de que no quita el sueño.

Recomendaciones de uso: Tomar regularmente en el desayuno.

Indicaciones complementarias: El café normal debería restringirse por razones de salud, porque acelera el cuerpo y desencadena un estado de alarma. La cafeína es un veneno muy fuerte para el corazón y puede ocasionar perturbaciones en el ritmo cardíaco hasta desencadenar la muerte cardiaca. Por culpa de la hiperacidez, a menudo se tienen problemas en el estómago, corazón y vesícula biliar.

El café normal también irrita el sistema nervioso y produce un fuerte estrés. Además el café deshidrata la piel, que se arruga y se vuelve flácida.

Por el contrario, el disfrute que proporciona el "café de espelta" es un disfrute sin remordimientos porque no contiene cafeína ni acidifica nuestro pH.

Calcedonia azul
Chalzedon-Stein
Lapis Chalcedon

Indicaciones: Remedio para los nervios, disminuye el estrés, humor irritable o colérico, cambios de humor, impaciencia, depresión, sensibilidad a los cambios atmosféricos, vulnerabilidad, molestias del climaterio, bloqueos en la expresión oral (también en niños en edad escolar), miedo escénico, falta de concentración.

Uso: Llevar un collar de calcedonia azul sobre la carótida (o vena de la ira) o una pulsera en la muñeca o en el brazo o antebrazo[2].

También ayuda llevar un canto rodado de calcedonia azul en el bolsillo del pantalón o de la chaqueta y tenerlo en la mano acariciándolo.

☞ En el Capítulo XII de la Physica santa Hildegarda dice de la CALCEDONIA:

"La calcedonia se desarrolla cuando el sol, después de la hora de vísperas, casi se ha escondido y el aire todavía es un poco caliente. Por eso saca su calor más del aire que del sol, y tiene grandes virtudes. Si alguien lleva esta piedra y siempre la tiene junto a sí tocando su piel sobre alguna vena de su cuerpo, la vena y la sangre recibirán su calor y fuerza y llevarán esto a las otras venas y al resto de la sangre. Esa piedra desvía las enfermedades fuera del ser humano y le da una mente muy fuerte contra la ira, de modo que él será tan manso en sus costumbres que casi nadie podrá encontrar la manera de provocarlo, aunque la cólera esté justificada o le dañen injustamente.

Quien desee tener una forma consecuente en el hablar, y exponer sabiamente las cosas que dice, debe sostener una calcedonia en su mano. Caliéntela con su aliento para que se humedezca. Lámala entonces con su lengua y podrá hablar con firmeza a la gente".

2 Ndt: La calcedonia ha de estar en contacto directo con la piel encima de una vena.

Caldo de pie de ternera, KalbsfuβKnochen-Brühe

Indicaciones: Antiinflamatorio y regenerador del conjunto de las mucosas gástricas e intestinales, elimina los dolores y las inflamaciones del esófago y del estómago, en caso de colitis, enfermedad de Crohn, colon irritable, intestino poroso e inflamado e incluso para hemorroides sangrantes. Evita también las inflamaciones y los dolores en los huesos, el tejido conjuntivo y dolores articulares (artritis, poliartritis, artrosis), cistitis, para un crecimiento óptimo de las uñas y del cabello.

Ingredientes: Un pie de ternera cortado a rodajas por el carnicero, 3 l de agua, media taza de vinagre, 2-3 zanahorias, ¼ de bulbo de apio, unas briznas de perejil, 1 bulbo de hinojo, una cebolla gorda con la piel (mechada con laurel y clavo), tres dientes de ajo, sal, pelitre, galanga, hisopo y nuez moscada al gusto y también mezcla de polvos de fenogreco.

Preparación: Echar en agua hirviendo (tres minutos) los pies de ternera cortados para blanquearlos y después tirar esa agua antes de poner los litros de agua indicados para la cocción definitiva, porque así lograremos un caldo más limpio.

Después añadir la sal y poner a hervir. Lavar y cortar las verduras a trocitos y añadirlas, dejando hervir al menos 3 horas (se podría llegar hasta 9 ó más horas). Se debe ir quitando la espuma regularmente. Terminada la cocción se cuela y se guarda, sólo el caldo, en una olla. Una vez frío se quita la grasa de la superficie. El caldo adquiere una consistencia gelatinosa al enfriarse que se pierde al volverlo a calentar. Luego, una vez desengrasado, se guarda en recipientes pequeños. Para el uso semanal un vasito de yogur es suficiente y se conserva en la nevera (en el congelador se conserva varios meses). Se puede tomar solo como caldo (consomé) antes de las comidas o usarlo para hacer sopa con sémola, copos o pasta de espelta. Antes de comer se le añaden unas hojas de perejil fresco y un poco de ajete.

Modo de uso: Para hacer una cura se toman durante varias semanas de 60ml a 150ml diarios. Se puede también servir como una sopa de verduras con copos, con sémola o pasta de espelta.

Indicaciones complementarias: El caldo de pie ternera contiene todo lo necesario para la construcción del tejido conjuntivo, huesos, cartílagos y articulaciones. Es especialmente apropiado para los embarazos, para los lactantes que no soportan la leche, después del destete en la preparación de alimentos para conseguir un crecimiento adecuado y un fortalecimiento de los huesos y las articulaciones. También se recomienda en casos de rotura de huesos y para protección frente a la osteoporosis. Con razón podemos decir que el caldo de pie de ternera y la espelta son remedios universales.

Caléndula, flores de,
Ringelblumen-Blüten
Caléndula officinalis

Indicación: Antídoto universal en casos de intoxicación por alimentos (hongos, carne, pescado) y en casos de intoxicación crónica por medicamentos durante una quimioterapia.
Preparación y uso: Poner 1 ó 2 cucharaditas (CC) de flores de caléndula en una taza de vino y calentar sin que hierva. Beber tibio. En general el tóxico se elimina mediante vómitos o diarreas.
Como refuerzo: Para ayudar al hígado se puede poner una compresa caliente de flores de caléndula encima de la zona hepática.
Preparación de la compresa: En ¼ de litro de agua se ponen a hervir brevemente 2-3 cucharadas (CS) de flores de caléndula que se colocan calientes en la zona indicada, se cubren con una compresa y se mantienen durante 1 hora permaneciendo acostados en la cama.

En casos de intoxicaciones agudas es importante permanecer en la cama (¡daño hepático!). Como ayuda se continuará bebiendo durante esos días vino tibio con flores de caléndula como se ha indicado.
Datos de la fitoterapia científica: Los pétalos de caléndula, debido a la gran variedad de sustancias que contienen, tienen una amplia acción sobre el organismo humano, aunque hasta ahora no se conoce ningún trabajo científico que demuestre su gran poder de desintoxicación, el cual sólo ha sido descrito por Santa Hildegarda, pero que yo he podido observar en muchos casos de graves intoxicaciones. Los aceites esenciales han demostrado eficacia antimicrobiana contra bacterias, hongos y tricomonas. Incluso los virus de la gripe y del herpes son inhibidos por la caléndula. La caléndula contiene sustancias con una potente acción antiinflamatoria y antitumoral.

☞ **Libro de la Physica. CALÉNDULA.**
"La caléndula es fría y húmeda. Tiene energía vital fuerte, y es eficaz contra el veneno. Quien haya ingerido veneno debe cocer la caléndula en agua y, después de escurrir el agua, ponerla, caliente, encima de su estómago. Debilita el veneno, que saldrá por sí mismo. La misma persona debe luego calentar rápidamente vino bueno, poner algo de caléndula en él y calentarlo de nuevo. Y puesto que ha consumido veneno, debe beber el vino templado y así se librará del veneno a través de su nariz, en forma de espuma".

Cáñamo, tela de
Hanftücher
Cannabis Sativa

Indicaciones: Vendajes para llagas y heridas, esclerodermia (necrosis de tejidos de la piel) trombos en las venas, dolores de piernas, venas débiles y flebitis.

Preparación: Utilizar una banda estrecha de tela de cáñamo esterilizada con la plancha como vendaje. Vendar la herida o la pierna con esa venda. En caso de flebitis, para disminuir la inflamación humidificar con jugo de ortigas.

De la fitoterapia científica: La venda de cáñamo puede contener hasta un 30% de humedad sin romperse ni desgarrarse. En la industria textil se vuelve a trabajar el cáñamo por sus agradables propiedades de regulación de la humedad y sólo contienen una mínima parte del principio activo del cáñamo (Cannabinoide). Las propiedades psicotrópicas del cannabis provocan un estado de euforia que es percibido como agradable, relajante y que disminuye la percepción del dolor. Por estas propiedades se usó el cáñamo para tratar las neuralgias, dolores de cabeza y de reuma y los trastornos y dolores del estómago y del intestino. Hoy en día se usa el cáñamo como antivomitivo y para eliminar los dolores en los pacientes de cáncer durante la quimioterapia.

☞ Santa Hildegarda en el Physica Capítulo XI. CÁÑAMO.

"El cáñamo es caliente, crece cuando el aire no es ni demasiado caliente ni demasiado frío, y su naturaleza es también así. Su semilla es beneficiosa y buena como alimento para la gente sana. Es fácil de digerir, disminuye los malos humores, y refuerza los buenos.

Un paño de cáñamo es excelente para vendar las úlceras y las heridas, porque en él hay un calor moderado".

Cardo mariano, tintura madre
Mariendistel-Tinktur
Decoctum Fructus Cardui Mariae

Indicaciones: Inflamación de las venas y varices.

Modo de uso: En caso de inflamación venosa poner la tintura madre en un vaporizador y vaporizar la zona alrededor de la vena inflamada varias veces al día hasta que cese la inflamación.

De la fitoterapia científica: El cardo mariano contiene un complejo de flavonoides que se denomina silymarina, con sus derivados característicos que son capaces de proteger a las membranas celulares- especialmente las de las células hepáticas- contra las toxinas, incluidos los virus de la hepatitis C. La Silymarina impide, como lo haría un "virus-estático" (símil del concepto bacteriostático), la penetración de los virus en las células. No obstante, se debería administrar la silymarina por vía intravenosa porque la administración oral no ha resultado efectiva hasta ahora. Además de este efecto protector, la silymarina influye en la regeneración de las membranas celulares aumentando la biosíntesis de proteínas. A esto hay que añadir que las semillas de cardo mariano contienen bioflavonoides antioxidantes que son capaces de eliminar las inflamaciones causadas por los radicales libres producidos por el estrés. Los mismos bioflavonoides protegen como vitamina P a los vasos sanguíneos permeables y quebradizos de su desintegración.

☞ **En el libro de la Physica en el Capítulo CCVI. CARDO MARIANO leemos:**

"El cardo mariano contiene frialdad que viene del rocío y es muy útil. Quien está enfermo por una puntada en su corazón u otra parte de su cuerpo, debe reducir a jugo, en un poco de agua, cardo mariano y un poco menos de salvia. En el mismo momento en que la puntada lo atormente, debe beberlo, y mejorará"

Castañas
Edelkastanien (Maroni)
Nucei Castaneae vescae crud.

Indicaciones: Dolores de corazón, problemas de corazón, debilidad del músculo cardiaco, inflamación del pericardio, debilidad de estómago o intestino, gastritis, dolores de bazo, úlcera gástrica, dolores de estómago y dolores de cabeza. Es el alimento por excelencia para el sistema nervioso.

Utilización: De tres a cinco castañas cocidas por día durante una larga temporada.

De la fitoterapia científica: Las castañas tienen muchas propiedades curativas. Contienen hasta un 34% de hidratos de carbono, un 58% de almidón, un 7,5% de proteínas, 2,8% de fibras y vitaminas de los grupos A, B y C. Además los frutos contienen hasta un 35% de ácidos gamma-amino-butíricos (GABA). Estos ácidos disminuyen el miedo, el dolor, tienen una acción relajante y antiespasmódica y también estabilizan la presión arterial. Producen, además, un efecto favorecedor del sueño. Se ha comprobado que en casos de alta presión sanguínea, de dolores crónicos, de irritación intestinal, de síndrome de intestino poroso, de depresión, epilepsia o esquizofrenia el índice de GABA es muy bajo. Además una carencia de GABA provoca adicción al azúcar y a las chucherías, contracturas musculares, zumbidos en los oídos (tinitus), sensaciones olfativas distorsionadas, sudoración nocturna, trastornos del ritmo cardíaco, fallos de memoria, impaciencia y estados de ansiedad.

☞ **Libro de la Physica Capítulo XII. El Castaño.**
"El castaño es completamente caliente, sin embargo tiene gran energía mezclada con ese calor. Simboliza la discreción. Su esencia y su fruto son útiles contra todas las enfermedades que atacan al hombre. A quien le duela el corazón y está triste porque su corazón no mejora, coma frecuentemente castañas crudas. El jugo influirá en su corazón, que se beneficiará de su fuerza, y él recibirá felicidad. A quien le duela el hígado machaque castañas, póngalas en miel, y cómalas a menudo con miel, y su hígado se curará. Si le duele el bazo, ase castañas suavemente al fuego y cómalas frecuentemente, algo calientes. Su bazo se calentará y tenderá hacia la salud completa. Si le duele el estómago, hierva castañas en agua. Cuando estén cocidas, tritúrelas en el agua.

Mezcle entonces agua con la flor de harina necesaria en un plato pequeño. Agregue a la mezcla polvo de regaliz, y un poco menos polvo de raíz de polipodio, y cuézalo todo de nuevo con las castañas para preparar gachas. Cuando la persona lo come, purga su estómago y lo pone fuerte y caliente".

Castañas, miel de
Edelkastanien-Honig
Mel castaneae ves. “H”

Ingredientes: Harina de castañas y miel.
Indicaciones: Es un remedio universal para sanar el hígado en casos de debilidad hepática, hepatitis, cirrosis hepática. Es un preparado útil para la protección del hígado en caso de lesiones producidas por el alcohol, la nicotina u otros daños producidos por toxinas.
Preparación: Se calientan 500 g de miel y 120 g de castañas y se mezclan con el batidor manual.
Utilización: Una cucharada sopera sobre un poco de pan de espelta o en un café de espelta antes y después de las comidas.

☞ **Libro de la Physica Capítulo XII. El Castaño.**
“El castaño es completamente caliente, sin embargo tiene gran energía mezclada con ese calor. Simboliza la discreción. Su esencia y su fruto son útiles contra todas las enfermedades que atacan al hombre.
A quien le duela el hígado machaque castañas, póngalas en miel, y cómalas a menudo con miel, y su hígado se curará”.

Cedoaria, bebida de
Zitwerwurzel-Elixier
Decoctum Rhizoma Zedoariae

Indicaciones: Temblor de miembros, Parkinson.
Composición: Raíz cortada de cedoaria y de galanga, miel y vino.
Preparación: Echar en 1 l de vino 55 g de raíz de cedoaria cortada, 45 g de raíz de galanga cortada y 80 g de miel desespumada, llevar todo a ebullición y cocerlo durante unos minutos (5-10). Luego se cuela y se guarda en una botella.
Uso: Tomar diariamente 40 ml templados e insalivarlos bien antes de ingerirlos. Tomarlo durante 2-6 meses, descansar 6 meses y repetir la cura. La regeneración de los nervios puede durar 6 meses.
De la fitoterapia científica: La raíz de cedoaria o cúrcuma blanca es originaria de la India y es una planta de la familia del jengibre. El gusto amargo y alcanforado se debe a sus aceites esenciales aromáticos que contienen zingibereno, pineno, kaempferol, cineol y curcumenol. La raíz de cedoaria contiene un 50% de almidón y de un 10 a un 15% de proteínas. Además de una fuerte acción antibacteriana y fungicida, se ha demostrado que esta raíz tiene una fuerte acción antiespasmódica y antitumoral. Se ha determinado que los animales que fueron tratados con raíz de cedoaria tuvieron un desarrollo tumoral mucho menor, estimado en un 61% menos, que los animales del grupo de control que no estaban siendo tratados con cedoaria.

☞ **Santa Hildegarda escribe en el Libro de la Physica, Capítulo XIV:**

"La zedoaria es moderadamente caliente y tiene grandes propiedades. A quien los miembros le tiemblen convulsivamente y a quien falte la fuerza, tiene que poner zedoaria troceada en vino, agregar un poco menos de galanga, y cocerlo con un poco de miel. Bébalo caliente. El temblor saldrá y recuperará sus fuerzas".

Centaurea menor
Tausengüldenkraut
Herba centaurii erythraea

Indicación: Curación de los huesos, fracturas óseas, rejuvenecimiento de los huesos, formación del callo óseo.

Preparación: Verter 250 ml de vino hirviendo sobre 1 ó 2 cucharaditas (CC) de hierba centaurea, dejando que se infusione un tiempo pero sin hervir.

Utilización: Beber esa cantidad de infusión de una a tres veces al día endulzada con azúcar de caña o con miel.

Nota complementaria: La terapia con centaurea solamente tiene éxito si se toma en la forma indicada, ya que la acción de las sustancias amargas tomadas una sola vez al día no es suficiente.

La centaurea ejerce sobre los huesos la misma acción que la milenrama sobre las heridas cutáneas.

De la fitoterapia científica: La centaurea contiene materias amargas que incluso en una dilución de 1:3500 todavía tiene un sabor amargo, es la planta más amarga que existe. Consigue un aumento de la secreción de las mucosas, especialmente en las arterias, con lo cual los depósitos se mueven y pueden ser transportados.

☞ **Santa Hildegarda escribe en el Libro de la Physica, Capítulo XIV. Centaurea minor.**

(Aciano)

"El aciano es caliente y seco. Si alguien tiene un hueso roto en cualquier parte de su cuerpo, beba con frecuencia aciano o su raíz mezclado con vino o agua y el hueso quebrado se unirá firmemente. También, caliente el aciano en el agua y, cuando el agua se haya escurrido, ponga el aciano caliente, encima del lugar donde el hueso está roto, dele masajes con él, y sanará".

Ciruelas (semillas secas)
Plfaunenkerne (getrocknete)
Semen Pruni siccatum

Componentes: Semillas del interior del hueso de las ciruelas bien secas.

Indicaciones: Tos irritativa, tos seca, tosferina, tos en caso de laringo-traqueobronquitis, tos tenaz después de una gripe.

Preparación: Romper 40 huesos de ciruela con el cascanueces, extraer la "almendra", dejarlas secar al menos dos días y después ponerlas a remojo en una taza grande de vino hasta que se hayan empapado bien.

Utilización: Masticar diariamente de 3 a 6 semillas de esas y comerlas. Los niños de menos de dos años sólo tomarán 2 "almendras" bien trituradas previamente, los niños mayores irán aumentando la cantidad (1 "almendra" por cada año de vida) hasta un máximo de 6.

Como complemento se puede hacer una sopa con 200 ml de agua y algo de sémola de espelta, añadiéndole 6 "almendras" remojadas en vino, bien trituradas, y 3 cucharadas soperas de vino. La cura durará de tres a seis días y se tomará cada vez 1 ó 2 cucharaditas de café de esa sopa de vino.

De la fitoterapia científica: En las semillas de ciruelo se encuentran unos azúcares relacionados con el ácido cianhídrico en forma de glucósido cianogénico que un antitóxico muy eficaz y, en este caso, es el responsable del efecto curativo.

☞ **Santa Hildegarda escribe en el Libro de la Physica, Capítulo VII EL CIRUELO:**

"El ciruelo es más caliente que frío y es incluso seco y punzante como un espino, y representa la cólera,
Quien tenga tos seca, tome los núcleos más interiores de su fruta y, tirando la cáscara, póngalos en vino. Se deben empapar en vino hasta que se hinchen un poco. Entonces cómalos a menudo y prepare una bebida con buen vino. Debe consumirla a sorbos, y se curará rápidamente. Todas las especies de ciruelos, ciruelos rojos, ciruelos de jardín o ciruelos salvajes, tienen en sus hojas y su corteza las virtudes antedichas y las mismas propiedades en sus frutos, excepto los árboles que producen frutos más grandes, los cuales tienen estas propiedades en mayor medida".

Ciruelo, cenizas de (loción capilar)
Pflaumenholzaschen-Lauge
Lixuvium dentaleale "H" Pruni Clinis corticis et folium

Contenido: Cenizas de madera de ciruelo y agua.
Indicaciones: Remedio para el crecimiento del cabello para las mujeres, caspa, caída espontánea del cabello o después de una quimioterapia, acidificación del cuero cabelludo con pérdida de cabello por culpa del estrés.
Indicaciones de uso: Después de lavarse la cabeza masajear con la loción el cabello y dejar que la piel lo absorba. Secar con el secador a continuación, sin aclarar. Lavarse el pelo de esa forma dos veces por semana. Esta cura debería hacerse, al menos, durante dos meses.
Indicación complementaria: Por culpa de la acción tóxica de la quimioterapia, se suele producir una caída del cabello que se puede atenuar mediante la protección de las cenizas de ciruelo. En general los cabellos vuelven a crecer de nuevo. Sin embargo, cuando las raíces de los cabellos están estropeadas ya no es posible un nuevo crecimiento del cabello.

☞ **Santa Hildegarda escribe en el Libro de la Physica, Capítulo VII EL CIRUELO:**
"El ciruelo es más caliente que frío y es incluso seco y punzante como un espino, y representa la cólera.
También, haga cenizas la corteza y hojas de este árbol. Y de las cenizas haga lejía, y si su cabeza está picada de viruela o debilitada, lávela a menudo con esta lejía. Su cabeza se curará, será hermosa y producirá un pelo muy bonito".

Comino en polvo
Mutterkümmel-(Kreuzkümmel)-Pulver
Fructus Cumini pulvis

Indicaciones: Especia universal para los casos de alergias alimentarias, intolerancia a los productos lácteos, predisposición al asma, enfisema pulmonar, enfriamiento pulmonar y de las vías respiratorias.

Uso: El comino en polvo se puede comer a menudo y en abundancia añadiéndolo como especia en las comidas, en el huevo pasado por agua, en el pan o mezclado con queso fresco.

Como especia que es no se cuece sino que se añade a la comida después de la cocción.

El comino no debería usarse en casos de dolencia cardíaca o en una fase aguda de cualquier enfermedad porque puede irritar al corazón. Excepto en casos de enfermedades pulmonares.

Indicaciones complementarias: Una alergia tiene que ver casi siempre con una hipersensibilidad a la proteína de la leche que se ha tenido en la niñez. Todas las alergias se ven especialmente favorecidas sobre todo por lo que Santa Hildegarda llama los cuatro venenos de la cocina, que son: las fresas, los melocotones, las ciruelas y los puerros. También las solanáceas y la carne de cerdo agravan todas las alergias. Con el término "alergia" Santa Hildegarda denomina también la fiebre del estómago porque casi siempre se producen diarreas, especialmente en casos de inflamaciones del estómago y de la mucosa intestinal, como, por ejemplo, en la enfermedad de Crohn y la colitis ulcerosas.

☞ Santa Hildegarda escribe en el Libro de la Physica, Capítulo XVII COMINO:

"El comino es seco y de calor moderado. Para quien esté congestionado es bueno, útil, y beneficioso, no importa cómo se coma. Para el que sufra del corazón es dañino [porque no calienta completamente el corazón que siempre debe estar caliente]. Para el sano es bueno comerlo, porque le proporciona buena disposición y modera la temperatura de quien está demasiado caliente. Para el enfermo, excepto quien tenga una dolencia pulmonar, es perjudicial comerlo, porque aviva las enfermedades.
Quien desee comer queso cocinado o seco sin sentir dolor, debe poner comino en él".

Comino y pimienta blanca, mezcla de polvos
Mutterkümmel-(Kreuzkümmel)-Pfeffer-Mischpulver
Fructi Cumini et Piperis albi

Componentes: Comino y pimienta blanca.

Indicaciones: Diarreas leves y fuertes, diarreas de los viajes, diarrea por Escherichia coli enterohemorrágica, diarrea por norovirus (gastro-enteritis), intoxicación alimentaria, colitis y enfermedad de Crohn.

Indicaciones de uso: Tomar varias veces al día hasta media cucharilla de café sobre un poco de pan duro de espelta blanco. Antes del comienzo del tratamiento hacer uno o dos días de ayuno con infusión de hinojo o té verde, después tomar sopa de harina blanca de espelta. Hasta que se produzca la mejoría comer pan blanco de espelta, pasta de espelta, y sopa de verduras con espelta. Prescindir totalmente de frutas y verduras crudas pero tomar cada día ensalada bien lavada aliñada con una salsa de vinagre, limón y mucho aceite (de girasol, de pepitas de calabaza o de almendras) y un poco de azúcar de caña, No usar aceite de oliva.

Indicación complementaria: Es un remedio ideal, útil como de primeros auxilios para una enfermedad con diarreas durante un viaje que se debería llevar siempre consigo.

De la fitoterapia científica: El comino contiene hasta un 15% de aceites grasos, aceites esenciales y cuminaldehído, que es el responsable de su aroma característico. Además contiene bioflavonoides que pueden eliminar las inflamaciones capturando los radicales libres. Los aceites esenciales de la pimienta blanca tienen una fuerte acción antimicrobiana, con lo cual pueden eliminar la salmonella y el clostridium botulinum que son los responsables de muchas diarreas.

La pimienta activa el potencial desintoxicador del hígado.

☞ **Santa Hildegarda escribe en el Libro de la Physica, Capítulo XI:**
"Quien tenga diarrea (disentería, debe batir las yemas del huevo con comino y un poco de pimienta en una pequeña fuente, póngalo de nuevo dentro de las cáscaras y áselo al fuego. Cuando la persona enferma pueda comer un poco, estos huevos pueden dársele para comer. Cualquier cosa que coma el enfermo debe ser caliente y suave, como los pollitos, otras carnes suaves, y los pescados, pero debe evitar los arenques y los salmones. No debe comer carne de vaca, queso, verduras crudas o ásperas, puerros, pan de centeno o de cebada, ni nada asado, excepto pera asada. Debe beber vino".

Corazón, cura para el
Herz-Kur

Como algunos remedios en particular tienen una especial acción curativa sobre el corazón, cuando están en comunicación unos con otros, presentamos la llamada cura del corazón en dos variantes.

Gran cura del corazón

Indicaciones: Remedio para el corazón en casos de daños orgánicos, debilidad cardíaca, dolores de corazón. Cura de convalecencia después de un infarto cardíaco, riego sanguíneo del músculo cardíaco en caso de debilidad del miocardio, remedio universal para el corazón y la circulación.

Indicaciones de uso: Tomar diariamente antes y después de las comidas 3 comprimidos de fenogreco y después 1 vaso de licor (20 ml) de bebida de hinojo. Como complemento tomar, además, diariamente 2-3 puntas de cuchillo de polvos de fenogreco sobre un trozo de pan de espelta antes y después de las comidas.

Duración de la cura de 4 a 6 semanas.

Pequeña cura del corazón

Indicaciones: Remedio universal para debilidades del corazón, dolores cardíacos, pinchazos en el corazón sin causa orgánica del corazón, para la rehabilitación después de un infarto de corazón, cansancio, agotamiento, insomnio, debilidad, rehabilitación después de una infección gripal.

Indicaciones de uso: Tomar diariamente después de comer 1 comprimido de galanga y luego 20 ml de bebida de perejil.

Duración de la cura de 4 a 8 semanas.

Indicación complementaria: También se puede, para fortalecer el corazón, tomarlo durante 6 meses, máximo.

Sobre la bebida de hinojo dice Santa Hildegarda en el Libro Causae et Curae:

"Toma regaliz y cinco veces más hinojo y tanto azúcar como regaliz, y además un poco de miel, y ponlo a hervir para hacer una bebida con todo ello. Esto lo beberás después y antes de comer por los dolores del corazón." (CC 175, 1)

Dictamnus, polvo de
Diptamwurzel-Pulver

Radix Dictamni albis pulvis

Indicaciones: Profilaxis de la arterioesclerosis, especialmente con tensión arterial alta, en casos de peligro de trombosis y de embolia, riesgo de formación de cálculos de la vejiga y de la vesícula.

Instrucciones de uso: Ir tomando, a menudo, una pizca de polvo cada vez a lo largo del día, hasta completar 1 CS rasa de polvo. Se van tomando pizcas, por ejemplo, con pan de espelta integral, en la sopa, en los platos de pescado, etc. o incluso en las bebidas hasta que se consuma la cantidad diaria.

En caso de cálculos pequeños tomar durante 6 semanas 2 puntas de cuchillo de ese polvo, con pan, dos veces al día.

En caso de cálculos gruesos tomar en cada comida, por lo menos durante 2 meses, 3 puntas de cuchillo en 20 ml de una mezcla de 2 partes de vinagre y 1 parte de miel.

De la fitoterapia científica: La raíz de dictamnus tiene muchos aceites esenciales que poseen muchas propiedades antibacterianas, fungicidas, antiespasmódicas, mucolíticas y tonificantes. En fitoterapia se usa la raíz de dictamnus en casos de espasmos y en casos de enfermedades urogenitales dolorosas. Como remedio amargo el dictamnus estimula la secreción de las mucosas y así se pueden eliminar los sedimentos (placas formadas por colesterol y proteínas) en los vasos sanguíneos.

Santa Hildegarda escribe en el Libro de la Physica, Capítulo CXV:

(Dictamnus)

"El dictamnus es caliente y seco, y tiene las virtudes del fuego y de la piedra. Así como la piedra es dura y retiene en sí el calor cuando sale del fuego, así el dictamnus es potente contra las enfermedades en que prevalecen estas cualidades. Si un cálculo está empezando a crecer en alguien gordo por naturaleza, debe pulverizar el dictamnus y comer frecuentemente este polvo con pan de trigo. Impedirá crecer a la piedra. En quien la piedra ya haya crecido, ponga el polvo de dictamnus en vinagre mezclado con miel y bébalo frecuentemente con el estómago vacío. La piedra se romperá. Quien tenga dolor en su corazón coma dictamnus pulverizado y cesará el dolor en su corazón".

Electuario de peras con Hinojo de los Alpes (Meum Athamanticum),
Bärwurz-Gewürzmischung
Radix Mei athamamantici comp.

Composición: Raíz de Meum athamanticum en polvo, raíz de galanga en polvo, regaliz de palo en polvo y satureja.

Indicación: Remedio universal para la limpieza del intestino, para la sanación de la flora intestinal dañada (disbacteriosis), para micosis intestinal, inflamación intestinal (colitis ulcerosa), enfermedad de Crohn, en casos de intestino poroso, migrañas.

Preparación: Tomar un kilo y medio de peras peladas, cortadas a trocitos y sin pepitas (unas 8-10 peras). Cocerlas a fuego lento en agua. Escurrir las peras, desechar el caldo (no tomarlo) y reducirlas a puré. Añadir 200 gramos de miel y los 100 g de la mezcla de polvos y mezclar bien hasta que quede como un puré espeso (como una mousse).

No se conserva mucho así que hay congelarlo poniéndolo en 4-6 recipientes pequeños que se puedan congelar y tener en la nevera sólo el que se va empleando. Un frasco empezado dura 4-5 días en la nevera sin estropearse.

Consejos de uso: durante 4-6 semanas tomar:
Por la mañana en ayunas: de ½ a 1 CC
Después de comer: de 1 y ½ a 2 CC
Antes de ir a dormir: 2 ó 3 CC del electuario

Los niños y los pacientes sensibles seguirán la misma pauta empezando con puntas de cuchillo en cada toma que se irán aumentando paulatinamente. Eventualmente se podrá tomar en las comidas.

Como el sabor es mejorable se puede tomar untándolo sobre un biscote de espelta si resulta más agradable.

En casos de daños intestinales persistentes se puede repetir la cura.

De la fitoterapia científica: Santa Hildegarda describe aquí un remedio universal a base de tres raíces de una gran eficacia y de una cuarta planta (Pfeferkraut) que después de años de investigación y muchos esfuerzos ha sido identificada como la Satureja hortensis aunque otros la han identificado como Lepidium latifolium.

Los aceites esenciales del hinojo de los Alpes presentes en la raíz producen una acción antiviral, antiséptica, antibacteriana y micótica que tienen una importancia decisiva para el saneamiento del intestino. El hinojo de los Alpes ayuda en casos de estados febriles del estómago y del intestino, como reforzante y por su acción limpiadora.

Escaramujo, bebida de
Heckenrosen-Elixier
Decoctum Rosae Caninae

Indicación: Dolencias de los pulmones con infecciones crónicas, pus en el pulmón, bronquitis crónica, expectoraciones purulentas, en caso de asma.

Preparación: Cocer durante 3 minutos 75 g de frutos y hojas de escaramujo, 150 g de miel en 1 l de agua, colar y envasar en una botella.

Indicaciones de uso: Tomando dos o tres veces al día media taza se limpian y curan los pulmones. La cura puede durar varios meses hasta completar la curación. Hay que hacer dos semanas de descanso cada cuatro semanas de tratamiento.

De la fitoterapia científica: Los frutos del escaramujo contienen un 10% de grasas en las semillas (constituidas por aceites insaturados), hasta un 12% de proteínas y vitaminas A y C, que juntas tienen un efecto curativo en las inflamaciones pulmonares y contra el asma. En las hojas del escaramujo se encuentra quercetina, uno de los elementos naturales más abundantes en la naturaleza que tiene efectos anticancerígenos. La quercetina actúa aquí como las vitaminas A y C, esto es, como capturadora de radicales libres.

Santa Hildegarda escribe en el Libro de la Physica, Capítulo LII:
"El escaramujo es muy caliente. Representa el sentimiento. A quien le duelan los pulmones debe majar los frutos con sus hojas. Después agregue miel cruda y cuézalo todo junto. Quite la espuma frecuentemente, luego fíltrelo con un paño y úselo para hacer vino especiado. Bébalo a menudo y sacará la materia podrida de sus pulmones, purgándolos y sanándolos."

Escolopendra, bebida de

Hirschzungen(farn)-Elixier

Decoctum Asplenii scolopendiae cp

Componentes: Escolopendra, vino, miel, canela y pimienta larga.

Indicación complementaria: La bebida de escolopendra se vende ya preparada en botellas pero también es muy fácil de preparar en casa usando la mezcla de polvos que se vende ya lista, miel y vino.

Remedio universal para las bronquitis crónicas, remedio para el hígado (tos crónica relacionada con el hígado y los pulmones), remedio universal para el conjunto de las glándulas hormonales (páncreas, glándula tiroides), trompas, ovarios, testículos, próstata, inflamación de los canales seminales, diabetes, inflamación de la vejiga, de la vesícula biliar, inflamación de las glándulas anexas, flujo y deseo de tener hijos.

Preparación: Cocer las hierbas en 2 litros de vino, añadirle 150 g de miel y volver a cocer, añadir la canela y la pimienta larga y volver a cocer, colar y, todavía caliente, envasar en botellas.

Indicaciones de uso: La primera semana se toma una copita (20 ml) después de las comidas, tres veces al día, más tarde, cuando nos hemos acostumbrado al gusto, se toma también una copita antes de comer. La cura dura de 4 a 6 semanas hasta que haya mejoría.

Indicaciones complementarias: Para Santa Hildegarda existe una estrecha interdependencia entre el hígado y el pulmón dado que el hígado proporciona la energía para la irrigación sanguínea del pulmón. Cuando una tos crónica no quiere desaparecer casi siempre se esconde el hígado ahí detrás. La bebida de escolopendra ayuda de forma enérgica y la tos desaparece. El efecto, a veces, linda con lo extraordinario. Igual de excelentes son los resultados de la bebida de escolopendra en casos de trastornos de regulación hormonal y en casos de deseo de tener hijos.

Muchos niños felices han nacido después de un ASH según Santa Hildegarda y la cura de escolopendra seguidas por sus madres, las cuales por falta de hormonas no habrían podido tener niños.

De la literatura científica: La escolopendra contiene polisacáridos que estimulan las mucosas y el tejido conjuntivo, así como bioflavonoides que pueden eliminar los radicales libres producidos por el estrés. La pimienta larga, gracias a sus sustancias picantes y al aceite de mostaza, estimula los receptores de calor y la secreción de las mucosas logrando así una mejor irrigación sanguínea y una mayor secreción de todas las glándulas. De este modo la pimienta larga puede ayudar en casos de trastornos de la regulación hormonal y de mal funcionamiento del hígado, pulmones y de los órganos de la digestión, inclusive el páncreas, con lo cual puede ser útil para activar la secreción de insulina en caso de diabetes. En la medicina popular también se usa para la regulación de la menstruación. El aceite esencial de canela impide el crecimiento de bacterias y hongos.

Escolopendra, polvo de
Hirschzungenfarn-Pulver

Herba Asplenii Scolopendriae pulvis

Componentes: Escolopendra secada al sol.

Indicaciones: En casos de shock postraumático, después de una operación, traumatismo craneal, conmoción cerebral, dolor de pecho y de cabeza decaimiento interior.

Indicaciones de uso: Después de un accidente o de una operación tomar una cucharilla de café en medio vaso de vino caliente cada dos horas durante tres días y en caso de un grave accidente durante tres semanas y aún más.

En caso de dolores de cabeza lamer en la palma de la mano 2 puntas de cuchillo antes y después de las comidas (esta indicación tiene su sentido según Santa Hildegarda y debería ser seguida al pie de la letra).

Indicación complementaria: En caso de un trauma craneal pueden aparecer inexplicables dolores de cabeza y otras secuelas tardías que según lo que hemos descrito se pueden tratar. Operaciones, sobre todo con anestesia y pérdidas de sangre, son un shock. Estos polvos se pueden emplear también para otros dolores. No se deben usar nunca los polvos de escolopendra en casos de pérdida de conocimiento.

Santa Hildegarda escribe en el Libro de la Physica, Capítulo XXX El helecho de lengua de ciervo (escolopendra)

"El helecho de lengua de ciervo es caliente, y muy eficaz para el hígado, pulmones y entrañas enfermas. Por lo tanto, tome el helecho de lengua de ciervo y cuézalo abundantemente en vino, agregue miel pura y dele un hervor una vez más. Entonces pulverice en él pimienta y dos veces más de canela, y dele al vino antedicho un hervor una vez más. Fíltrelo con un paño, para hacer una bebida clara. Obtendremos así una poción. Bébala a menudo, antes y después de las comidas. Beneficia al hígado, purga los pulmones, cura las entrañas enfermas y aleja el decaimiento interior y la mucosidad".

Espelta
Dinkel
Grana Speltae

Indicaciones: Enfermedades del estómago y del intestino, intolerancias alimenticias, alergia al trigo, disfunción en la flora bacteriana, estreñimiento, diarrea, desnutrición, diabetes, enfermedades crónicas de la civilización, enfermedades autoinmunes y para mejorar el estado de ánimo en la depresión.

Uso en general: Como nutriente en una dieta a base de espelta.

Indicaciones complementarias:

***Estreñimiento*:** todos los productos integrales a base de espelta ayudan, cada uno a su manera, para hacer una buena digestión y conservar la salud del estómago y del intestino. En caso de estreñimiento hay que preferir, sobre todo, los productos a base de espelta integral, por ejemplo: pan integral, pasta integral, granos perlados de espelta, sémola integral y granos enteros cocidos.

***Propensión a las diarreas*:** consumir espelta blanca sin fibra y otros productos de harina blanca de espelta del tipo 405 o 630, pasta de harina blanca, pasta de huevo o sopas con harina blanca de espelta.

***En caso de diabetes*:** los productos a base de espelta integral sólo se distinguen de los demás productos de espelta por su contenido en hidratos de carbono complejos con fibras solubles e insolubles. El grano completo de espelta es capaz de disminuir el índice de azúcar en sangre y mantenerlo bajo control porque se descompone lentamente en el intestino. Sus hidratos de carbono complejos se van descomponiendo a medida que se va necesitando un gasto energético, evitando así tanto el exceso de glucemia como la todavía más peligrosa falta de glucemia. Se toman de 1 a 3 cucharadas soperas de granos integrales cocidos tres veces y se mezclan con la comida.

***Desnutrición, dieta para enfermos*:** en casos de desnutrición o de pérdida de peso importante poner la cantidad deseada de granos de espelta completos en agua y cocerlos durante 60 minutos. Salar ligeramente y añadir una yema de huevo o algo de mantequilla. Dejar hervir 10 minutos a fuego lento y comerlo todo junto. Los granos cocidos "bajan, se tragan solos", sin casi necesidad de ser masticados. Incluso un aparato digestivo débil puede aprovechar los granos casi sin masticar y extraer de ellos los elementos nutritivos necesarios. Con la dieta a base de espelta recuperamos enseguida las fuerzas necesarias y con las fuerzas la alegría de vivir.

***En casos de depresión*:** varios de los componentes ya citados de la espelta tienen una acción antidepresiva. Dos aminoácidos esenciales contenidos en la espelta son elementos indispensables para la formación de ciertos neurotransmisores, especialmente de los encargados de la transmisión de los impulsos nerviosos por todo el organismo. La producción de serotonina, la hormona del estado de ánimo, se ve aumentada de manera que se produce un efecto equilibrador de éste.

Indicaciones complementarias:

Basándome en mi experiencia de decenios con la dieta a base de espelta en los casos de alergia al gluten no he comprobado hasta ahora ninguna intolerancia a la espelta, es decir, que con espelta pura sin hibridar no se ha podido confirmar ninguna alergia por lo cual es una protección frente a las enfermedades descritas más arriba. Muchos pacientes relatan que ellos solos con un régimen a base de espelta han podido regularizar su digestión de forma completa.

Solamente con un desayuno a base de granos de espelta completos tomado con regularidad baja el riesgo de sobrepeso, de diabetes debida a la edad y de las enfermedades cardiovasculares de un 30 a un 50%.

Informaciones interesantes sobre la espelta:

En comparación con otros nutrientes y otras clases de cereales la espelta auténtica no produce ninguna alergia.

La razón es la llamativa estructura de los hidratos de carbono que la componen, que se clasifican en solubles e insolubles, los cuales son descompuestos muy fácilmente por las bacterias del intestino delgado en ácidos grasos. Estos ácidos grasos proporcionan al intestino delgado un pH ligeramente ácido que es lo que a las bacterias intestinales les conviene. Por eso una sanación duradera del intestino solamente es posible con una dieta a base de espelta.

La espelta posee la particularidad de no ser influida por el estrés medioambiental como, por ejemplo, la canícula o calor excesivo, el frío, la humedad o la sequía y de esta manera no forma ninguna proteína desencadenante del estrés como sí lo hacen el trigo y otras clases de cereales. Esas proteínas tienen una gran responsabilidad en la aparición de la alergia al trigo.

Hay que exceptuar los casos de alergias por intolerancia a las proteínas como consecuencia de una flora intestinal dañada. En estos casos sólo se conseguirá una curación con éxito si se realiza un análisis de la flora intestinal para poder realizar un saneamiento adecuado de la misma.

A través de la sanación intestinal según Santa Hildegarda y en combinación con una dieta razonable de espelta es posible controlar y curar incluso las llamadas enfermedades alérgicas crónicas resistentes a todas las terapias. Los éxitos curativos alcanzados rondan el 80%, especialmente en casos de inflamación intestinal crónica, neurodermitis y enfermedades reumáticas.

Una prueba de la eficacia del método son los éxitos obtenidos gracias a la espelta en los casos de intolerancia al gluten de trigo. Una alergia al gluten de trigo puede ser producida por los cambios genéticos del cereal debidos a la hiperhibridación del trigo como sucede, por ejemplo, con la nueva variedad de trigo "Frankenwheat" de la empresa Monsanto. Desde hace 50 años el trigo es víctima de más de mil hibridaciones, cambios químicos, exposiciones a rayos gamma y rayos X así como a manipulaciones genéticas que han modificado su ADN.

Así se ha logrado conseguir la variedad "Frankenwheat" que contiene muchas proteínas dañinas y que es el responsable del mayor problema mundial de salud y de los daños en la salud corporal.

Hasta el año 1985 todos los trigos en los Estados Unidos de América del Norte, y por ende en todo el mundo, excepto Europa, fueron atacados por ese monstruo científico. Este trigo es el responsable de muchos casos de sobrepeso, diabetes, inflamaciones en todo el cuerpo, ardores, reflujos ácidos, dolores erráticos, enfermedades en el estómago y el intestino como gastritis, colitis, enfermedad de Crohn o celiaquía.

La aglutinina del germen de trigo es una proteína muy fuerte con propiedades adherentes, que puede estropear la mucosa intestinal y desencadenar el síndrome del intestino poroso (acompañado de inflamación intestinal). Esta es la causa principal de todas las enfermedades autoinmunes como el infarto cardiaco, el cáncer y hasta el reuma y la artritis. La autoagresión puede manifestarse en inflamaciones en la totalidad del cuerpo desde los pies a la cabeza.

Gracias a investigaciones científicas sobre el trigo se han encontrado nuevas gliadinas que no existían antes en este cereal (las cuales también pueden ser responsables de desencadenar reacciones alérgicas), capaces de estimular los receptores opiáceos en el cerebro (receptores implicados en la sensación de hambre o avidez), con lo cual se desencadena un apetito extraordinario que puede llevar a un importante sobrepeso (obesidad).

Es de la mayor trascendencia para el futuro que la Unión Europea, contra todo sentido común, pretenda introducir el cultivo de ese peligroso trigo de Monsanto en Europa. Finalmente podemos considerar la espelta como un alimento de supervivencia para el futuro porque contiene todo lo que el ser humano necesita para su salud.

Espelta, habermus de
Dinkel Habermus

Indicaciones: Prevención y curación de las enfermedades del estómago y del intestino, estreñimiento, enfermedades autoinmunes, depresiones y muchas más.

Ingredientes para dos personas:

Una taza de: copos de espelta, o granos de espelta rotos, o sémola de espelta

1 ó 2 cucharadas de granos de espelta previamente remojados (al menos 12 horas) y cocidos con una pizca de hisopo y tomillo serpol al gusto

Dos tazas de agua

Una manzana cortada a cuadraditos

Unas gotas de zumo de limón

Especias en polvo:

Galanga (Alpinia galanga), una pizca

Pelitre, polvo de raíz (Anacyclus pyrethrum), una pizca

Canela molida ½ cucharilla de café

½ ó 1 cucharadita de miel

Pasas o arándanos rojos al gusto

1 cucharadita de almendras (en laminillas, o molidas, o a trocitos)

½ cucharadita de semillas de zaragatona

Preparación: Echar la espelta y los granos en el agua, y hacer hervir 3-4 minutos removiendo despacio, añadir las manzanas y hervir 2-3 minutos. Añadir la miel, la galanga, el pelitre y las pasas en el último minuto. Apagar, tapar y dejar sobre la placa durante unos minutos. Añadir las almendras, la canela y la zaragatona espolvoreándolas por encima cuando ya está cocido el Habermus.

Indicaciones complementarias: El habermus es un desayuno que se come caliente, con cientos de años de tradición al cual los suabos y los alamanes le deben su proverbial fuerza para el trabajo y su buen humor. El habermus matinal pone a disposición del cuerpo todo lo que necesita para tener una vida saludable: proteínas imprescindibles para la vida, valiosos hidratos de carbono complejos, grasas sanas, muchas vitaminas del grupo B y, ante todo, una enorme riqueza de minerales alcalinizantes que protegen al cuerpo de la hiperacidez y la inflamación producidas por el estrés.

De la fitoterapia científica: La espelta, en comparación con otras clases de cereales en lo relativo a sus componentes y su fuerza curativa, ocupa un lugar de primer orden. Las variedades actuales de espelta pura sin hibridar, como son: Oberkulmer Rotkorn, Roter Tiroler, Ostro, Franckernkorn y Schwabenkorn que pueden, gracias a su austeridad y su falta de exigencia, cultivarse sin necesidad de elementos cancerígenos, perjudiciales para el ser humano y el medio ambiente como son los pesticidas, insecticidas, fungicidas y abonos químicos contaminantes y persistentes (difíciles de eliminar).

Esta es una realidad inapreciable en este tiempo en el que la contaminación ambiental no para de crecer.

Santa Hildegarda escribe en el Libro de la Physica, Capítulo V:

"La espelta es el mejor cereal, de naturaleza caliente, rica y llena de fuerza, y más dulce que otros cereales. Da al que lo come carne y sangre adecuadas, un espíritu jovial y pone alegría en el temperamento. De cualquier manera que se coma, ya sea en pan o en otras comidas, es buena y agradable.

Si alguien está tan enfermo como para que su debilidad le impida hasta comer, tome granos enteros de espelta y cuézalos en agua. Añada grasa o yema de huevo para que tenga mejor gusto y se consuma más fácilmente. Delo al enfermo para que lo coma, y lo curará por dentro, como un buen y sano ungüento".

Extracto de regaliz y rosas
Rosen-Lakritz-Saft
Succus liquiritiae rosatae

Indicación: Catarros de las vías respiratorias altas, laringitis, dolores de garganta, vesículas de herpes, inflamación del esófago, dolor de estómago, gastritis, úlceras gastrointestinales, cambios de humor, aclara la voz

Preparación: 70 ml de extracto acuoso de raíz de regaliz mezclados con 30 ml de tintura madre de rosas.

Uso: De una a tres veces diarias de ½ a 1 cucharadita de café insalivando bien en la boca antes de tragar. Actúa rápido y enseguida se nota alivio. Duración de la cura 2-3 días. Máximo 4 semanas.

De la fitoterapia científica: El extracto se obtiene de la raíz de regaliz (Liquiritiae radix o Glycyrrhiza glabra). Produce efectos hormonales como los del cortisol, por eso se le llama a este extracto de regaliz "cortisona vegetal" sólo que sin los efectos perjudiciales de ésta. Muchos componentes etéricos y fenólicos del extracto de regaliz poseen una clara acción antimicrobiana, antiviral y antimicótica. El extracto de regaliz también es capaz de detener el crecimiento de los tumores. Mediante el extracto de regaliz se puede conseguir una inhibición completa del pico de histamina que se produce en una reacción alérgica.

El extracto de regaliz es el "apagafuegos" en todos los casos de inflamación e infección de las vías altas, incluso en caso de herpes simplex.

Santa Hildegarda escribe en el Libro de la Physica, Capítulo XIX:
"El regaliz es de un calor moderado. No importa cómo se coma, aclara la voz. Da un espíritu suave, clarifica los ojos y facilita la digestión aliviando el estómago. Es muy beneficioso para alguien frenético y si se come frecuentemente extingue el furor de su cabeza"

Fenogreco, mezcla de polvos (polvos para el corazón)
Griechenklee-Mischpulver

Semen Trigonellae Foenugraeci pulvis cp

Componentes: Pimienta blanca, comino, fenogreco en polvo.

Indicaciones: Tratamiento de seguimiento de la insuficiencia cardiaca, envejecimiento del corazón, insuficiencia circulatoria, debilidad, dolores de corazón producidos por el estrés, protección frente a la arteriosclerosis.

Utilización: Tomar tres veces diarias de 2 a 3 puntas de cuchillo sobre un trozo de pan antes y después de las comidas (ver la entrada "cura del corazón").

Atención: Cuando aparezca un dolor de corazón repentino, tomar enseguida 2-3 puntas de cuchillo de polvos de corazón sobre un trocito de pan de espelta, masticar y comer. Como protección por la noche después de una comida opípara o demasiado grasienta. Tomar antes o después de esfuerzos potenciales en la misma cantidad y de la misma forma: 2-3 puntas de cuchillo en un pequeño trozo de pan de espelta.

De la fitoterapia científica: La mezcla de polvos de fenogreco contiene muchos bioflavonoides que actúan como capturadores de radicales libres producidos por el estrés y protegen al corazón de los daños que se auto-produce y de las inflamaciones. La pimienta blanca es la pimienta aromática, el fruto blanco de la pimienta sin cáscara. Gracias a sus componentes aromáticos supera a la pimienta negra. A través de sus elementos picantes estimula la circulación y las mucosas, por eso procura una buena y completa digestión. El fenogreco contiene hormonas similares a las hormonas esteroides que reactivan el índice hormonal, son como sustancias precursoras del cortisol que produce nuestro propio cuerpo y que tienen propiedades antiinflamatorias. Es capaz de disminuir, de forma comprobable, el índice de colesterol alto y así puede proteger contra la arteriosclerosis.

Fenogreco, comprimidos o granulado (para el corazón)
Griechenklee-(Bockshornklee-) Tabletten
Pilulae Foenugraeci co.

Componentes: Polvo de raíz de galanga, pelitre en polvo, pimienta blanca, harina de judías, jugo de fenogreco.

Indicaciones: Remedio universal para el corazón y la circulación, eficaz en caso de sufrimientos orgánicos del corazón, debilidad cardiaca o dolores cardíacos y en la convalecencia después de un infarto de corazón.

Utilización: Tomar 2 comprimidos, tres veces al día, antes y después de las comidas y, además, un vasito pequeño (20 ml) de infusión de bebida de hinojo (véase la entrada: "cura del corazón").

Atención: Cuando los dolores del corazón disminuyan tomar paulatinamente más infusión de hinojo, es decir, varias veces al día justo antes y después de las comidas. (Los comprimidos del corazón eliminan los espasmos cardíacos y el hinojo elimina las sustancias tóxicas que se han originado).

Indicaciones complementarias: La debilidad del músculo cardíaco es un trastorno agresivo de origen autoinmune por culpa de los radicales libres producidos por el estrés. Los músculos del corazón dañados sustituyen, al cicatrizar, el tejido muscular por tejido conjuntivo que ya no tiene la misma fuerza ni capacidad de contracción ni es capaz de mantener un ritmo cardíaco armonioso. El corazón pierde su fuerza muscular y los afectados tienen una sensación de asfixia al menor esfuerzo corporal.

De la fitoterapia científica: Las semillas de fenogreco contienen hasta un 45% de hidratos de carbono complejos, emparentados con la galactosa, y hasta un 30% de proteínas y aminoácidos libres con un contenido alto de aminoácidos raros de encontrar en las plantas, como la lisina, ácidos grasos libres, bioflavonoides y fitohormonas, sustancias amargas y taninos, así como algunos aceites esenciales. La acción antipelagra del fenogreco se debe al contenido en niacina, vitamina B3 y vitamina A. Hay estudios científicos que demuestran que el fenogreco es capaz de normalizar un índice alto de azúcar en sangre y de reducir el índice de colesterol, lo que concuerda perfectamente con las descripciones de Santa Hildegarda.

Galanga, comprimidos
Galgant-Tabletten

Tabuletae Radix Galangae, Alpina officinarum,L., Hance

Indicaciones: Remedio de urgencia en caso de infarto, dolor de corazón, mareos, debilidad, problemas de oído y ataques de apoplejía, convalecencia después de un infarto de corazón, dolores de estómago y corazón (síndrome de Roemheld), cólicos biliares —al comienzo—, meteorismo, dolores vertebrales, isquialgia, dolores de los discos intervertebrales, dolor de espalda, fiebre viral, debilidad, agotamiento, estrés, estados de ansiedad y depresión.

Indicaciones de uso: Tomar 1 comprimido de una a tres veces diarias después de las comidas y dejarlos que se disuelvan en la lengua. Es importante que el comprimido no se mastique y no se trague entero: cuanto mayor sea el picor en la punta de la lengua más rápido y más enérgicamente actúa como antiespasmódico.

Antes de una situación de stress dejar disolver en la boca de 1 a 3 comprimidos. En estos casos tampoco se deben ni masticar ni tragar.

Transcurridos cinco minutos, si no ha habido resultado hay que volver a tomar la misma cantidad volviendo a dejar que se disuelvan en la boca.

La galanga ha ayudado con éxito, en la práctica de la medicina, a más de 20.000 pacientes, incluso en casos de urgencias médicas. Su campo de acción es, y permanece, el ataque agudo de angina de pecho, que después de haber tomado la galanga se soluciona siempre en el espacio de uno a tres minutos.

En el lapso de tiempo de unos minutos tomar 3 comprimidos de galanga y dejar que se disuelvan en la boca. En caso de tenerlo a mano bébase un vasito (20 ml) de bebida de perejil como complemento.

Indicaciones complementarias: La empresa Casa Santa Hildegarda comercializa este producto sin lactosa ni talco.

De la fitoterapia científica: La galanga como remedio para el corazón es tan eficaz como la nitroglicerina, pero sin efectos secundarios. En ningún libro de farmacia del mundo, se describe la aplicación de la galanga y su eficacia cardíaca. Sólo Santa Hildegarda lo menciona.

Gracias a sus componentes: aceites esenciales y bioflavonoides y además, debido especialmente a sus elementos picantes, la galanga tiene propiedades antiinflamatorias, anti- espasmódicas y antitrombóticas.

Galanga, raíz en polvo
Galgant-Pulver

Pulvis Radix Galangae, Alpina officinarum,L., Hance

Indicaciones: Dolores de corazón y estómago (síndrome de Roemheld), trastornos digestivos, meteorismo, dolores vertebrales, isquialgia, dolores en los discos intervertebrales, dolores de espalda, fiebre vírica, agotamiento y debilidad.

Indicaciones de uso: Tomar diariamente de 1 a 3 puntas de cuchillo de una a tres veces por día en las comidas, como especia en lugar de la pimienta.

En caso de dolores de espalda echar 1 ó 2 cucharaditas de las de café de galanga en polvo en un cuarto de litro de vino, cocerlo y beberlo caliente a traguitos.

De la fitoterapia científica: Gracias a sus componentes: aceites esenciales y bioflavonoides y además, debido especialmente a sus elementos picantes, la galanga tiene propiedades antiinflamatorias, antiespasmódicas y antitrombóticas.

Santa Hildegarda escribe en el Libro de la Physica, Capítulo XIII:

"La galanga es completamente caliente. No contiene ninguna frialdad y tiene muchas virtudes. Si alguien tiene fiebre ardiente, debe beber galanga pulverizada en agua de manantial, y se extinguirá la fiebre. Quien esté afectado por los malos humores en la espalda o en el costado, hierva galanga en vino y bébalo caliente frecuentemente y el dolor desaparecerá. Quien tenga dolor en su corazón, o con un corazón débil, si come galanga en cantidad suficiente, pronto estará mejor".

Galletas de la alegría y la inteligencia (o de los nervios)
Muskat-Zimt-Kekse(Energie- oder Nervenkekse)
Trochisci Myristicae cp.

Ingredientes: Azúcar de caña, especias en polvo para las galletas (canela, clavo, nuez moscada), harina de espelta (o escanda), aceite de coco, almendras molidas, sal, huevos.

Indicaciones: Remedio universal para los nervios (demencia) y el corazón, para eliminar el estrés, para el aumento del rendimiento y de las capacidades mentales, debilidad nerviosa y extremo cansancio espiritual, mejoran la irrigación sanguínea del cerebro, protegen frente a la demencia y la depresión, eliminan la intranquilidad en casos de enfermedad de Parkinson. Mejoran las capacidades de funcionamiento de los cinco órganos de los sentidos. Sirven para eliminar la melancolía y la tristeza, en casos de agotamiento, debilidad o falta de concentración y en el síndrome del quemado (burn-out).

Indicaciones de uso: Las galletas de la alegría y de la inteligencia son un remedio curativo, no son una chuchería. Los adultos pueden tomar durante un largo espacio de tiempo de tres a cinco galletas diarias y, en un caso agudo, dos galletas cada hora. Los niños no deberían tomar, en ningún caso, más de tres galletas diarias.

Indicaciones complementarias: La cumarina (Cinnamomum cassia o canela china) ha sido considerada por el Instituto Federal Alemán para la protección del medio ambiente como un contaminante ambiental. Pero la canela no es cumarina y no tiene ninguna toxicidad porque habría que tomar kilos de canela para que se pudiese alcanzar la concentración mortal de la cumarina.

De la fitoterapia científica: La canela, la nuez moscada y el clavo contienen, no sólo una gran cantidad de antioxidantes para eliminar los radicales libres de oxígeno producidos por el estrés, sino también elementos activos que protegen contra la diabetes de la vejez y sus consecuencias como, por ejemplo, la arterioesclerosis, enfermedades del corazón, vejez prematura o demencia.

La canela, la nuez moscada y el clavo tienen, gracias a sus componentes, una acción psicotrópica sobre el sistema nervioso central y proporcionan un estado de ánimo equilibrado y alegre.

Santa Hildegarda escribe en el Libro de la Physica, Capítulo XXI: *La nuez moscada tiene gran calor y buen equilibrio entre sus propiedades. La nuez moscada, abre el corazón, purifica los sentidos y le fomenta un buen temperamento. Tome algo de nuez moscada, un peso igual de canela y un poco de clavo, y pulverícelos. Haga tortitas con esta mezcla y con harina fina de trigo y un poco de agua. Cómalos a menudo. Calmará toda la amargura del corazón y del espíritu, abrirá su corazón, agudizará los sentidos deteriorados y hará su mente alegre. Purifica sus sentidos y le disminuye todos los humores dañinos. Da buenos humores a su sangre ylo hace fuerte.*

Galletas de tomillo serpol, Quendel-Kekse

Trochisci Serpyllum Cp.

Indicaciones: Fallos de memoria y concentración, para aumentar la potencia y el rendimiento de las capacidades mentales, mejora la circulación sanguínea del cerebro. Aumento de memoria y concentración para los estudiantes. Atrofia cerebral, demencia y esclerosis cerebral.

Ingredientes: 400 g de harina blanca de espelta, 100 g de aceite de coco o de mantequilla, 30 g de azúcar de caña o de miel, 70 g de almendras molidas, 2 yemas de huevo, 15 g de tomillo serpol en polvo, 1 pizca de sal y agua.

Preparación: Mezclar los ingredientes añadiendo el agua necesaria para obtener una masa quebrada y ponerla en la nevera para que se enfríe. A los 30 minutos extender con el rodillo hasta dejar un espesor de 5 mm, con un molde hacer las galletas y encima del papel de horno colocarlas en una plancha y hornearlas a 180º C de 10 a 20 minutos hasta que se doren.

Santa Hildegarda escribe en el Libro de la Physica, Capítulo XXXII:
"Cuando el cerebro está enfermo, como si estuviera vacío, pulverice serpol y mézclelo con harina fina de trigo (espelta) y agua. Haga tortitas y cómalas a menudo, y su cerebro mejorará".

Genciana

Enzianwurzel-Pulver

Radix Gentianae pulvis

Indicaciones: Debilidad cardiaca, dolores cardiacos fuertes después de una excitación, dolores intensos como si el corazón estuviera pendiente de un hilo, melancolía, baja autoestima, alergias. Es un remedio universal en caso de perturbaciones del estómago y del intestino.

Indicaciones de uso: El polvo de genciana es muy amargo, por eso se pone en un lado del plato de sopa las tres puntas de cuchillo y se come esa parte lo primero y luego el resto de la sopa.

En casos de alergia se toman diariamente tres puntas de cuchillo de polvo de genciana en un vasito de vino caliente (20 ml) hasta que los síntomas desaparezcan.

De la fitoterapia científica: Los principios amargos (amarogentina) le proporcionan a la genciana una capacidad de acción que despierta el apetito, tonifica y favorece las secreciones del páncreas y de los jugos gástricos. Si faltan los taninos también están ausentes sus propiedades que estimulan el estómago. En los casos de enfermedades de cualquier clase que cursan con inflamación del estómago y del intestino el índice normal de inmunoglobulina aumenta por culpa de la inmunorreacción. Utilizando genciana sus valores vuelven a bajar de manera importante. La genciana no presenta ninguna toxicidad y se soporta muy bien.

Santa Hildegarda escribe en el Libro de la Physica, Capítulo XXXI:

"La genciana es bastante caliente. Quien sufra de dolor del corazón como si su corazón se parase, pulverice la genciana, coma ese polvo con una bebida, y fortalecerá su corazón"

Hiedra terrestre (Glechoma hederácea), bebida de Gundelreben-Kraut-Elixier
Decoctum Glechomae hederacae cp.

Composición: Hojas de glechoma hederácea y de albahaca, alcaravea, agua, nuez moscada en polvo, galanga en polvo, muérdago de peral en polvo, vino blanco y miel.

Indicación complementaria: La bebida de glechoma hederácea se vende embotellada como producto ya preparado, pero también es muy fácil de hacer en casa usando la mezcla de especias de glechoma hederácea que se venden ya preparadas, vino y miel.

Indicaciones de uso: Tos fuerte y crónica, como protección de los pulmones en casos de bronquitis, asma o inflamación pulmonar. Para una curación completa de unos pulmones dañados. Como medicación complementaria para los pulmones o para el cáncer de bronquios. Protege los pulmones contra los coronavirus y otras infecciones gripales.

Preparación: La mezcla de hierbas se cuece en 500 ml de agua. Aparte se cuece en un litro de vino la mezcla de polvos, se añaden 150 g de miel y se vuelve a cocer cinco minutos. Los dos líquidos -la infusión de hierbas y la decocción de vino- se mezclan y se guardan en botellas.

Utilización: Beber un vasito (20 ml) antes de cada comida y dos vasitos después de cada comida, calentándolos en la boca antes de tragarlos hasta que haya mejoría.

De la fitoterapia científica. La glechoma hederácea, o hiedra terrestre, tiene un perfume característico que se debe a los aceites esenciales compuestos de mono, sesqui- y tri-terpenos. Además, la hiedra contiene; elementos muy interesantes como, por ejemplo, los ácidos; cínico y rosmarínico. Estas sustancias prestan a la planta una acción antiinflamatoria. Además la hiedra contiene bioflavonoides, que debido a sus propiedades antioxidantes pueden proteger las mucosas pulmonares de los ataques autoinmunes del propio sistema inmunitario y los protegen de los radicales libres.

Hiedra terrestre (Glechoma hederácea), (para hacer compresas)
Gundelreben-Kraut
Herba Glechoma hederacea

Indicaciones: Trastornos circulatorios en la cabeza, rumores en la cabeza con zumbidos en los oídos en casos de hipertonías, fortalecimiento del sistema nervioso, debilidad y pérdida de peso.
Preparación: Para hacer una compresa se cuece la hierba en agua, se escurre ésta y se coloca la hierba caliente como una compresa en la cabeza.
Utilización: La compresa debe colocarse sobre los oídos sujeta con una venda (vuelve a dejar los oídos libres de molestias).

Santa Hildegarda escribe en el Libro de la Physica, Capítulo CV:
"La hiedra terrestre es más caliente que fría, y es seca. Tiene algo de la calidad de las especias. Su energía vital es provechosa.
Y si se lava frecuentemente la cabeza con ella y con lejía, evitará muchas enfermedades de su cabeza y le impedirá ponerse enfermo. Si se tiene la cabeza agravada por humores malignos de modo que incluso los oídos le zumban, hierva la hiedra terrestre en agua. Después de escurrir el agua, ponga la hiedra caliente alrededor de su cabeza. Disminuye el humor malo en su cabeza y abre su oído".

Hierbabuena (Menta crispa), jugo
Krauseminzen-Saft
Succus Menthae crispae

Contenido: Tintura madre de menta crispa y vino.
Indicaciones: Dolores reumáticos, reuma del tejido conjuntivo (no de las articulaciones), reuma errático, gota, dolores pseudorreumáticos de las partes blandas, neuralgia y piernas inquietas.
Utilización: Tomar cada día antes del desayuno, antes de la cena y antes de ir a dormir un vasito (20 ml) durante cuatro semanas.
De la fitoterapia científica: Las hojas de la menta crispa contienen hasta un 2,5% de aceite esencial que se compone en un 50% de carvacrol, como el comino. Por eso se utiliza la menta crispa de forma adicional para el tratamiento del meteorismo y los trastornos estomacales. La menta crispa en comparación con la menta piperita no contiene mentol y por eso es mejor tolerada por los niños y por los enfermos del estómago que sufren de ardores.

Santa Hildegarda escribe en el Libro de la Physica, Capítulo XIX:
"La hierbabuena es de calor moderado y penetrante, aunque es un poco templada. A quien esté dañando por el gicht debe machacar esta menta, filtrar el jugo con un paño, y agregar un poco de vino. Bébalo por la mañana, por la tarde y a la hora de acostarse y el gicht cesará. Así como la sal templa todo el alimento, y si se agrega a las comidas demasiada o demasiada poca es malo, también esta variedad de menta, agregada moderadamente a la carne, pescado, purés u otros alimentos, proporciona un buen sabor a esa comida, y es un buen condimento. De hecho, comida así, calienta el estómago y proporciona una buena digestión".

Hierbabuena (Menta crispa) en polvo
Krauseminzen-Pulver

Contenido: Hojas pulverizadas de menta crispa.
Indicaciones: Estreñimiento y para una buena digestión.
Utilización: Usar el polvo como especia o condimento. Echar de 1 a 3 puntas de cuchillo en las comidas: verduras, carne, pescado, tortillas, huevos revueltos, habermus y sopas. Utilizar regularmente.
Indicaciones complementarias: En verano como infusión fría o caliente es una excelente bebida refrescante. Mejor que la infusión de menta piperita porque la menta crispa no contiene mentol sino carvacrol (como el comino). Esta infusión ayuda en caso de trastornos estomacales, enfermedades gástricas, enfermedad crónica de las vías biliares, estados anormales de fermentación en el intestino y también en casos de disfunción de la flora intestinal e inflamación crónica del páncreas.

Santa Hildegarda escribe en el Libro de la Physica, Capítulo XIX:
"La hierbabuena es de calor moderado y penetrante, aunque es un poco templada. A quien esté dañando por el gicht debe machacar esta menta, filtrar el jugo con un paño, y agregar un poco de vino. Bébalo por la mañana, por la tarde y a la hora de acostarse y el gicht cesará. Así como la sal templa todo el alimento, y si se agrega a las comidas demasiada o demasiada poca es malo, también esta variedad de menta, agregada moderadamente a la carne, pescado, purés u otros alimentos, proporciona un buen sabor a esa comida, y es un buen condimento. De hecho, comida así, calienta el estómago y proporciona una buena digestión".

Hinojo, comprimidos
Fencheltabletten
Fructus Foeniculi vulgaris

Indicaciones: Remedio universal para el estómago y el intestino, para el mal aliento y el olor corporal fuerte, para los ardores, reflujo, meteorismo, dolores de estómago, gastritis, úlceras gástricas o intestinales, estreñimiento, alteraciones del estado de ánimo y depresiones, problemas de la vista, protección contra las cataratas, insomnio, tos, enfriamientos, estimula la producción de leche en la lactancia y ayuda también en casos de trastornos menstruales.

Indicaciones de uso: Antes de comer se pueden tomar de tres a cinco comprimidos. Si se toma después de comer actúan contra los ardores, el meteorismo y el estreñimiento. Contra el mal aliento se toman 3 comprimidos varias veces al día.

Indicaciones complementarias: Estos comprimidos se hallan en el mercado sin lactosa y sin talco (Casa Santa Hildegarda).

De la fitoterapia científica: El hinojo fue elegido como Planta Medicinal del Año en Alemania el año 2009. Entre sus componentes o principios activos se cuentan compuestos de sabor dulce como el anethol, y de sabor amargo y alcanforado como la fenchona y otros terpenos. El hinojo tiene, gracias a sus aceites esenciales, propiedades antibacterianas y fungicidas y es muy eficaz contra una serie de gérmenes patógenos peligrosos incluyendo cándidas y parásitos.

Santa Hildegarda escribe sobre el Hinojo en el Libro Physica, Capítulo LXVI:

"El hinojo tiene un calor suave y no es de naturaleza seca ni fría. Comido crudo, no daña. De cualquier manera que se coma, hace feliz a una persona, y le proporciona calor suave, buena transpiración, y buena digestión. Su semilla también es de naturaleza caliente y es beneficiosa para la salud de una persona si se agrega a otras hierbas en las medicaciones. Comer el hinojo o su semilla diariamente en ayunas disminuye la mala flema y la materia en descomposición, detiene el mal aliento, y hace que sus ojos vean claramente por su buen calor y energías beneficiosas".

Hinojo-eneldo, mezcla de hierbas
Fenchel-Dill-Kräuter
Herba Foeniculi-Anethi cp.

Composición: Hierba de hinojo y de eneldo.

Indicaciones: Remedio universal para curarse de la sinusitis, de catarros fuertes (con mucha mucosidad) y de la alergia (fiebre del heno).

Indicaciones de uso: Se ponen dos CC de hierbas sobre un trozo de tiesto o un plato viejo sobre el fuego y se tuestan. El humo que se desprende se ha de inhalar por la boca y por la nariz. Las hierbas sólo se han de tostar, no carbonizar. Para terminar se ponen las hierbas tostadas y calientes sobre una rebanadita de pan de espelta también caliente y se comen, y esto durante 3-5 días hasta que el catarro ha desaparecido. Es cierto que la mejoría se nota enseguida (al segundo día), e incluso la curación, pero es recomendable aplicar las hierbas durante tres días por lo menos.

De la fitoterapia científica: El eneldo contiene aceites esenciales con una acción antimicrobiana y antimicótica. En la investigación con animales se ha descubierto que posee propiedades antimutágenas y anticancerígenas.

Santa Hildegarda escribe sobre el Hinojo en el Libro Physica, Capítulo LXVI:

"El hinojo tiene un calor suave y no es de naturaleza seca ni fría. Si siente fuerte dolor como consecuencia de un flujo excesivo de sus orificios nasales, tome hinojo y cuatro veces más eneldo y póngalo en un ladrillo calentado al fuego. Dé vuelta al hinojo y eneldo para que humee. Aspire este humo y su olor a través de su boca y orificios nasales, y después coma esas hierbas calientes con pan. Hágalo durante cuatro o cinco días, para que los humores que fluyen dejen suavemente al enfermo".

Hinojo-Galanga, comprimidos
Fenchelgalgant-Tabletten
Tabl. Foeniculi-Galangae

Componentes: Polvo de semillas de hinojo y de raíz de galanga

Indicaciones: Dolores cardíacos, debilidad cardiaca, mareos de origen cardiaco, digestión pesada después de una comida opípara o demasiado grasienta. En caso de ardores, meteorismos, dolores o espasmos del intestino o del estómago favorecen la digestión, y ayudan en casos de falta de apetito.

Utilización: En caso de necesidad tomar de 1 a 3 comprimidos y dejar que se deshagan encima de la lengua. Es muy importante no masticar ni tragar los comprimidos enteros. Cuanto más tiempo estén en la punta de la lengua deshaciéndose y notemos el sabor, más rápido y más fuerte será su acción antiespasmódica.

Indicación complementaria: La combinación de hinojo-galanga conjunta, de forma óptima en un comprimido, la potente acción de la galanga sobre el corazón y la acción salvadora del aparato digestivo del hinojo. La combinación es muy eficaz y apreciada por mucha gente, ya que el sabor de la galanga sola es demasiado fuerte.

Casa Santa Hildegarda comercializa estos comprimidos sin lactosa y sin talco.

Hinojo en infusión (bebida del corazón)
Fenchel-Trank (Herzsaft)
Decoctum Foeniculi cp.

Componentes: Granos de hinojo, raíz en polvo de regaliz, azúcar, miel y agua.
Indicaciones: Disfunción cardíaca orgánica.
Modo de uso: 1 vasito (20 ml) después de tomar los comprimidos de fenogreco (ver entrada: Cura del corazón).

Ver la entrada Gran Cura del Corazón.

En el libro de la Physica podemos leer en los Capítulos LXVI y XIII:
El hinojo tiene un calor suave y no es de naturaleza seca ni fría. Comido crudo, no daña. De cualquier manera que se coma, hace feliz a una persona, y le proporciona calor suave, buena transpiración, y buena digestión. Su semilla también es de naturaleza caliente y es beneficiosa para la salud de una persona si se agrega a otras hierbas en las medicaciones.
...tome regaliz, cinco veces más de hinojo, de azúcar el mismo peso que de regaliz, y un poco de miel. Haga una bebida de estas cosas, y bébala, con o sin alimento, para el dolor del corazón.

Hinojo, mezcla de polvos "Sivesan"
Fenchel-Mischpulver

Composición: Polvo de semillas de hinojo, polvo de raíz de galanga polvo de dictamnus albus y polvo de pilosela.

Indicaciones: Remedio universal para sanos y enfermos. Profilaxis del infarto de corazón, rehabilitación después de un infarto cardiaco, en caso de peligro de trombosis y de embolia, problemas gástricos o intestinales, en la convalecencia después de enfermedades y operaciones. Protege de la arterioesclerosis. Actúa como un cosmético, dando un bello color a la piel del rostro. También es eficaz en casos de sudores nocturnos.

Modo de uso: Tomar 2-3 puntas de cuchillo en un vasito (20ml) de bebida de perejil o de vino tinto media hora después de la comida del mediodía hasta la desaparición de los síntomas. Para las personas sanas el remedio actuará como preventivo tomándolo de cuando en cuando.

De la fitoterapia científica: De la pilosela escribe Santa Hildegarda que fortalece el corazón y elimina los malos humores. Esta combinación de plantas protege de las sustancias nocivas que debilitan, del agotamiento y del estrés. Sus componentes protegen al cuerpo de los radicales libres relacionados con el estrés, de los estados de autoagresión y de la vejez prematura. Además los componentes actúan como protectores de los vasos sanguíneos, como antisépticos y como diuréticos.

Imperatoria
Meisterwurz
Rhizoma Imperatorium contusum

Contenido: Raíces de imperatoria cortadas.

Indicaciones: Remedio universal contra la fiebre, fiebre aguda con temperatura alta (por ejemplo, en casos de sarampión, rubeola, escarlatina, inflamación pulmonar, meningitis, amigdalitis, gripe); enfermedades de los bronquios, mucosidad de las vías respiratorias, estados de debilidad general, para estimular el sistema inmunitario, para la eliminación de toxinas en situaciones crónicas de toxicidad en el hígado a consecuencia de enfermedades infecciosas o de intoxicación por el medio ambiente incluso por metales pesados.

Atención: No utilizar en casos de inflamación de las mucosas gástricas o intestinales o en caso de piedras en la vesícula, debido al contenido en alcohol del vino.

Preparación: Machacar en un mortero 2 cucharadas soperas de hojas de imperatoria cortadas y dejarlas a remojo en media taza de vino durante la noche. A la mañana siguiente añadir otra media taza de vino. Cada noche preparar el remedio de nuevo.

Indicaciones de uso: Beber de esa mezcla durante el día a sorbos antes de las comidas. La duración de la cura es de 3 a 5 días. No se debe interrumpir porque puede haber una recaída. No suele ser necesario repetir la cura.

A los niños se les da sólo una cucharilla y a los bebés sólo unas gotas.

De la fitoterapia científica: Los componentes esenciales tienen una potente acción antibacteriana, antiinflamatoria y fortalecen el sistema inmunitario. Los principios amargos actúan de forma general tonificando, abriendo el apetito y favoreciendo la digestión. Los bioflavonoides pueden eliminar los radicales libres producidos por el estrés y así restablecer la normalidad, eliminando los estados inflamatorios.

Jaspe, piedra de
Jaspis Stein
Lapis Jaspis

Indicaciones: Remedio universal para el corazón y contra dolores de todas clases, "marcapasos": perturbaciones del ritmo cardíaco debidas al estrés y la ansiedad, taquicardias y dolores cardíacos agudos de origen reumático, lumbago, isquialgia, dolores nerviosos, dolor del trigémino o de cabeza, insensibilidad de un solo lado, dolores de gota, para reforzar el intelecto y la concentración y facilita el parto si la parturienta tiene una piedra de jaspe rojo en la mano durante el mismo.

Modo de uso: En caso de molestias cardíacas apretar unos 10 minutos, una laja fría de jaspe rojo directamente sobre la piel del lugar doloroso hasta que se caliente. Se puede dejar enfriar la piedra otra vez y volverla a colocar hasta dos-tres veces si fuese necesario. En caso de dolores fuertes y constantes se debe buscar enseguida ayuda médica.

En casos de isquialgia (dolor de cadera) fijar la laja mediante un apósito y dejarla durante 3 días con sus noches sobre el punto doloroso.

Si se tiene una laja de jaspe en la mano durante el parto se abre mejor el canal del parto.

Indicaciones complementarias: Los átomos de todas las piedras preciosas están ordenados formando una estructura cristalina, propia de cada una de ellas, y vibran de manera específica de manera que irradian o influyen sobre la piel y pueden, a través de ella, influenciar determinados órganos para activarlos. El jaspe rojo influye sobre el sistema nervioso y sobre el "marcapasos" natural del corazón que regula la frecuencia cardíaca. Tranquiliza el corazón nervioso con el ritmo alterado de manera que incluso se puede observar en un electro encefalograma.

Santa Hildegarda escribe sobre el Jaspe en el Libro Physica, Capítulo X:

"El jaspe se desarrolla cuando el sol ya se inclina al ocaso después de la novena hora del día, y se calienta por el fuego del sol, pero es más del aire que del agua o del fuego.

A quien las tempestades de los humores, es decir, el gicht, *estén subiendo a su corazón, ..., (taquicardia) ponga jaspe en esa área, y apriételo hasta que se caliente. El gicht cesará, porque el buen calor y la virtud del jaspe sana y calma los humores que están demasiado calientes o demasiado fríos.*

Lavanda, aceite de
Lavendel-Öl

Oleum lavendulae

Indicaciones: Precancerosis, cáncer.

Modo de uso: Aplicar el aceite de lavanda en las zonas afectadas. Especialmente después de una quimioterapia, el enfermo se beneficiará de una especial protección si se lo aplica por todo el cuerpo.

Indicación complementaria: El aceite de lavanda (Lavanda espicata) es capaz de reducir los niveles de toxicidad de ciertas sustancias producidas, por ejemplo, por los tumores o las metástasis, una propiedad que Santa Hildegarda, hablando de los padecimientos del cáncer, ya había señalado. Ella recomendaba oler el aroma del auténtico aceite de lavanda y aplicar con un masaje el mismo aceite en las correspondientes zonas del cuerpo afectadas para que los causantes del cáncer ("pediculli") muriesen.

De la fitoterapia científica: El aceite esencial de lavanda espicata inhibe un 22% el crecimiento de los tumores y un 58% su capacidad de producir metástasis, acción que ya Santa Hildegarda había señalado. El aceite esencial de lavanda impide la destrucción precoz de los glóbulos rojos de la sangre.

Santa Hildegarda escribe sobre la Lavanda en el Libro de la Physica, Capítulo XXXV:

"La lavanda es caliente yseca, y tiene muy poco jugo. No es buena para comer, solamente tiene un olor fuerte. Si alguien con muchos piojos huele frecuentemente la lavanda, los piojos se morirán. Su olor aclara los ojos [porque posee la fuerza de los aromas más fuertes y la utilidad de los más amargos. Por eso refrena muchas cosas malas y, debido a ello, espanta a los espíritus malignos".

Lavanda, vino de
Lavendel-Wein
Decoctum Lavandulae spicae

Indicaciones: Insuficiencia respiratoria por daños del hígado o de los pulmones, insuficiencia cardiaca, estancamiento de los pulmones con o sin encharcamiento, y para mejorar el funcionamiento cerebral.
Preparación: 3 cucharadas soperas (20 g) de flores de lavanda o espliego (salvaje). Cocerlas 5 minutos en 1 l de vino y colar. Mantenerlo caliente en un termo.
Utilización: Tomar tibio de 1 a 2 vasitos de 20 ml tres veces al día durante un periodo de dos a cuatro meses.
Indicaciones complementarias: El vino de lavanda favorece la claridad mental y una mayor comprensión es un remedio para favorecer el aprendizaje.
De la fitoterapia científica: Santa Hildegarda distingue en su *Physica* la lavanda salvaje (Lavandula spica, variedad latifolia) de la auténtica lavanda (Lavandula angustifolia).

Ambas variedades, en conjunto, tienen aceites esenciales de lavanda compuestos de alcanfor, taninos y bioflavonoides que confieren al aceite de lavanda sus propiedades calmantes como si se tratase de un tranquilizante. Debido a las propiedades emolientes del aceite esencial de lavanda se comprende su empleo en el tratamiento de la bronquitis.

Lentejas de agua, bebida de
Wasserlinsen-Elixier

Decoctum Lemnae minor

Componentes: Hojas de salvia, hinojo, tanaceto, miel, vino tinto, pimienta blanca, lentejas de agua, sanguinaria, mostaza de campo, jengibre y canela.

Indicaciones: Remedio universal para normalizar el sistema inmunitario de nuestro cuerpo. Estimulación del sistema inmunitario, protección ante el cáncer y otras enfermedades autoinmunes, profilaxis de posibles recidivas de tumores, molestias características de la precancerosis, tales como: extrema debilidad, dolores cardiacos, enfriamientos permanentes y molestias crónicas del hígado, perturbaciones del estómago y del intestino, cólicos o dolores reumáticos erráticos.

Utilización: Tomar diariamente 20 ml antes del desayuno y antes de acostarse.

Como prevención contra la debilidad inmunitaria, los enfriamientos continuados e infecciones víricas se hace cada año, preferentemente durante el invierno, una cura tomando 8 frascos (4 l).

En pacientes con cáncer ha demostrado ser muy eficaz una cura de tres meses después de la operación y durante la quimioterapia, como profilaxis para evitar una recidiva del tumor.

Pero en casos de cáncer es recomendable tomarlo durante todo un año, hacer dos meses de descanso y, de vez en cuando, volver a repetir la cura.

Indicaciones complementarias: La bebida de lentejas de agua de los laboratorios Jura no contiene tanaceto (Rainfarn). Aquí es importante en cada botella añadir como complemento 10 gotas de tintura madre de tanaceto.

De la fitoterapia científica: El jengibre, gracias a sus aceites esenciales, tiene enérgicas propiedades antivíricas, estimuladoras del sistema inmunitario, antiinflamatorias, antiálgicas, tonificadoras de los nervios y revitalizadoras. La canela protege el sistema inmunitario, mejora la digestión, ayuda en caso de diabetes y actúa como revitalizante, proporcionando calor y favoreciendo la circulación sanguínea. Los aceites esenciales de la canela tienen propiedades antibacterianas, antimicóticas, antivirales, antiinflamatorias y antiálgicas muy potentes. La salvia es, con sus aceites esenciales, un especialista en caso de inflamación de las mucosas y tiene unas propiedades antibióticas, antibacterianas, antimicóticas, antiflogísticas y curativas de las heridas muy potentes. El hinojo es, gracias a sus propiedades carminativas, antibacterianas, antiinflamatorias, antiespasmódicas y antialérgicas, muy bien soportado en casos de perturbaciones de estómago y del intestino, así como en casos de dolores intestinales. La pimienta blanca actúa, gracias a su sabor picante, sobre los receptores de calor y del apetito. Se consigue una mejor circulación sanguínea y una disminución de las secreciones del páncreas y del estómago. La sanguinaria tiene propiedades antiinflamatorias, antialérgicas y antivirales, estimula el sistema inmunitario y aumenta la producción de interferón. La mostaza de campo contiene glucosinolatos y aceites esenciales que le permiten una acción contra las bacterias, virus y hongos. El galium tiene una acción interna y externa en casos de úlceras y ganglios purulentos y de formación de nódulos en el pecho, erupciones cutáneas, en caso de arenillas y piedras en el riñón, hidropesía, cistitis y retención de orina. Las lentejas de agua contienen preciosos bioflavonoides que son captadores de radicales libres y ácidos grasos ciclopentanos con propiedades antiinflamatorias.

Santa Hildegarda escribe sobre la Lavanda en el Libro de la Physica, Capítulo XXXV:

"La lenteja de agua es fría. En sí misma no tiene ninguna gran energía, a menos que se agregue a otras cosas provechosas. Si se agrega a ellas disminuye los malos humores".

Levístico, raíz- tintura madre
Liebstöckel-Urtinktur

Indicaciones: Menstruaciones débiles o escasas, molestias premenstruales, estimula la menstruación.

Preparación: Se baten 3 huevos y se echan en caldo de pollo o de verduras sin dejar de remover, se añaden 125 ml de vino, 2 cucharadas soperas de tintura madre de levístico y 3 ó 4 cucharadas de crema de leche y se cuece todo junto unos minutos.

Indicaciones de uso: Se toma de ½ a 1 taza de ese caldo antes de comer y de cenar, empezando unos 8-10 días antes del día previsto para la regla.

Indicación complementaria: Se recomienda encarecidamente realizar también una extracción de sangre para su análisis según las indicaciones de Santa Hildegarda.

Además es aconsejable ajustarse a las recomendaciones siguientes: evitar la carne de bovino, los alimentos crudos y las aguas minerales con gas —ácido carbónico—. El vino es bueno y también las comidas tiernas y delicadas. Las reglas escasas para Santa Hildegarda son el origen de muchas dolencias de la mujer que aparecen más tarde, como pueden ser un cáncer de pecho o reuma.

De la fitoterapia científica: El levístico tiene un olor y un sabor que recuerda mucho a la sopa de verduras, por eso en Alemania se ha ganado el nombre de hierba Maggi por la famosa sopa de esa marca. De las raíces se pueden aislar aceites esenciales que tienen un gran poder diurético. El levístico aumenta el índice de estrógenos y por eso, como ya lo había dicho Santa Hildegarda, se usa como hierba capaz de estimular la menstruación.

Levístico y Glechoma hederácea, hierbas en compresa
Liebstöckel-Wickel

Compresa Herba Levistici (et Glechoma hederácea)

Indicaciones: Bocio, inflamación de la glándula tiroides con o sin ganglios, inflamación de las amígdalas y sensación de tener un nudo en la garganta.

Preparación: Se cuecen en un cuarto de litro de agua durante tres minutos 50 g de levístico y 75 g de glechoma hederácea, y se cuelan las hierbas.

Indicaciones de uso: Las hierbas calientes se colocan durante una hora con un envoltorio en la garganta una vez al día durante cuatro semanas, hasta que desaparezca la inflamación.

Indicaciones complementarias: La glándula tiroides se encuentra rodeada de tejido conjuntivo y está en comunicación, como todas las glándulas de secreción interna, con las venas correspondientes. Cuando se trata de un engrosamiento de la glándula tiroides que no es debido a la inflamación y no es maligno, se trata de una multiplicación de determinadas células del tejido conjuntivo que pueden penetrar en el interior de los vasos sanguíneos.

Santa Hildegarda escribe sobre el levístico en el Libro de la Physica, Capítulo CXXXIX:

"El levístico es de calor moderado. Si se come crudo, ablanda la naturaleza de una persona, y la deteriora. Si uno lo comiera solo, sin otros condimentos, aun cuando se cocine, le volvería pesado y de caído de mente y cuerpo. Pero si se cocina, y se come con condimentos no hace mucho daño. Quien tenga dolor en las glándulas de su cuello hasta el punto de que las venas del cuello estén hinchadas, debe cocer levístico en agua con una cantidad ligeramente mayor de hiedra terrestre molida. Después de escurrir el agua, ponga estas hierbas calientes alrededor de su cuello encima de las venas dilatadas, y se curará".

Lino, cataplasma de semillas de
Leinsamen-Kompressen

Indicaciones: Heridas por quemaduras de segundo grado, escaldaduras, quemaduras solares, daños por irradiación y herpes Zóster.

Indicaciones de uso: Cocer en 1 l de agua 3 cucharadas soperas de semillas de lino y colarlas enseguida. Empapar un paño de lino recién esterilizado, es decir recién planchado a alta temperatura, en el mucílago de lino y colocarlo caliente encima de la herida, es decir, encima del lugar doloroso. En el momento que se seque colocar enseguida una nueva compresa de lino.

Indicaciones complementarias: Gracias a la compresa de lino el tejido quemado de la herida se puede retirar cuidadosamente y la herida puede curar sin cicatrices. El dolor se calma rápidamente y la curación se produce sin cicatrices. La mayor parte de las veces es innecesario un tratamiento complementario con antibióticos.

De la fitoterapia científica: Las semillas de lino contienen celulosa, protegen las mucosas, contienen aceite esencial de lino (linol) así como proteínas. Gracias a las compresas húmedas y calientes ejercen una acción protectora de las mucosas y de reabsorción de los tejidos quemados y necróticos.

A propósito: El lino y el linol son ladrones de minerales y vitaminas y nunca deben ser consumidos para uso interno.

Santa Hildegarda escribe sobre las semillas de lino en el Libro de la Physica, Capítulo CXCIV:

"Quien se haya quemado en cualquier parte en su cuerpo debe hervir linaza en agua, empapar un paño de lino en esa agua, y poner la tela todavía caliente encima de la quemadura. Esto extrae la quemadura"

Marrubio, bebida de (a base de mezcla de polvos de marrubio y verbasco)
Andorn-Königskerzen-Mischpulver
Herba marrubii pulvis comp.

Composición: Marrubio, hinojo, eneldo y verbasco.
Indicaciones: es la bebida más eficaz contra la gripe cuando se está "bañado en sudor", catarro, tos. El marrubio está especialmente indicado en casos de bronquitis aguda y crónica, tosferina y ataques pertinaces de tos, es eficaz en casos de asma y tuberculosis, favorece la expulsión de flemas y mucosidades espesas.
Preparación: Cocer durante 3-4 minutos 3 CS de hierbas en 1l de vino, colar y eventualmente añadir algo de miel. Beberlo lo más caliente posible, por eso lo mejor es conservarlo en un termo.
Uso: beber media taza cada 2-3 horas a lo largo del día. Tomarlo durante un periodo de 3 a 7 días.
De la fitoterapia científica: El marrubio es una planta con un sabor amargo muy elevado. En una dilución de 1:3000 ¡todavía se aprecia con claridad el sabor amargo! En eso reside la fuerza del marrubio para aumentar las secreciones de las mucosas, facilitar la expectoración, estimular la producción de jugos gástricos y aumentar la producción de bilis.

El marrubio contiene, además, aceites esenciales que ejercen una acción antibacteriana y antiviral.

Miel de Castañas
Edelkastanien-Honig
Mel castaneae ves. "H"

Ingredientes: Harina de castañas y miel.
Indicaciones: Es un remedio universal para sanar el hígado en casos de debilidad hepática, hepatitis, cirrosis hepática. Es un preparado útil para la protección del hígado en caso de lesiones producidas por el alcohol, la nicotina u otros daños producidos por toxinas.
Preparación: Se calientan 500 g de miel y 120 g de castañas y se mezclan con el batidor manual.
Utilización: Una cucharada sopera sobre un poco de pan de espelta o en un café de espelta antes y después de las comidas.

Santa Hildegarda escribe sobre las castañas en el Libro de la Physica, Capítulo XII:
"A quien le duela el hígado machaque o triture castañas, póngalas en miel, y cómalas a menudo con miel, y su hígado se curará".

Miel de galanga, Galgant-Honig

Mel Galangae

Indicaciones: Ardor de estómago, dolor de estómago, dolor cardiaco, dolor en la zona del corazón, mareos, desvanecimientos, cansancio (fatiga, debilidad), cólico de vesícula biliar y ataques pseudo-epilépticos.

Preparación: Se mezcla el polvo de galanga en la miel que previamente se ha calentado para tener:
Miel de galanga al 5%: 1cucharadita (CC) (5 g) en 100 g de miel
Miel de galanga al 10%: 2 CC (10 g) en 100 g de miel
Miel de galanga al 20%: 4 CC (20 g) en 100 g de miel
Miel de galanga al 30%: 6 CC (30 g) en 100 g de miel

Modo de uso: En adultos lo normal es usar la miel de galanga al 20%. Cuanto mayor es la concentración más fuerte es el efecto.

Tomar dos puntas de cuchillo al comenzar a notar dolor cardíaco, en caso de dolor de estómago, así como cuando empieza un cólico biliar.

La miel de galanga al 30% solamente tiene sentido utilizarla en casos de grandes molestias o perturbaciones.

En los niños se elige al principio la miel con galanga al 5% y se les da varias veces al día, después de la comida, de una a dos puntas de cuchillo para que se les disuelva en la boca (sin que la traguen inmediatamente).

Milenrama bálsamo (Virita Blue)
Schafgarben-Pulver
Ungüentum aquillea millefolium cp

Composición: Milenrama y aceite de coco.

Indicación: Remedio universal en casos de úlceras y heridas infectadas de difícil curación, daños producidos por la radiación, úlceras o heridas causadas por operaciones quirúrgicas, llagas infectadas y abiertas en las piernas, eccema, úlceras, heridas supurantes, quemaduras solares, protección de la piel y las mucosas contra las infecciones frente a bacterias, hongos y virus, profilaxis de las recidivas de los tumores y rehabilitación después de cáncer de piel.

Uso: Darse crema tres veces diarias sobre la herida o alrededor de la misma.

De la fitoterapia científica: El aceite esencial de milenrama tiene el poder de curar las heridas y es una rareza especialmente valiosa que contiene hasta un 40% de azuleno, un aceite azul y otros aceites esenciales. La mayor parte los componentes contienen hasta un 20% de alcanfor.

Indicaciones complementarias: Mediante la combinación de la milenrama con el aceite de coco se elabora un producto puntero para tener una piel bonita y bien cuidada. Debido a sus principios activos la crema Virita Blue es un remedio curativo para las heridas muy activo incluso en casos de heridas infectadas que ya no se pueden eliminar con ningún antibiótico. Además el aceite de coco es capaz de destruir las paredes celulares de bacterias, virus y hongos y de proteger la piel frente a las infecciones e incluso frente al cáncer de piel.

Milenrama, polvo de
Schafgarben-Pulver

Flores et herba millefoli pulv.

Contenido: Polvo de hojas y flores de milenrama.

Indicación nº 1: Remedio universal en casos de heridas de difícil curación o infectadas, daños producidos por radiación, llagas, tratamiento después de operaciones, traumatismos (por accidentes, violencia), huesos astillados o rotos, llagas infectadas y abiertas en las piernas, úlceras abiertas por cáncer, neurodermitis, eccema, psoriasis, quemaduras solares, heridas o úlceras infectadas con problemas de curación por bacterias hospitalarias incluyendo el MRSA (o SARM, Staphylococcus aureus resistente a la meticiclina).

Indicación nº 2: Heridas anímicas causadas por crisis de pareja, defunción o shock.

Tratamiento e indicaciones: ¡No se debería realizar ninguna operación sin una protección previa mediante milenrama! Tres días antes de una operación y siete días después tomar, una vez al día, una taza de infusión de milenrama hecha con media cucharadita de polvo de milenrama. Después de una operación también se puede tomar hasta 1 l de infusión de milenrama como hemos dicho en la indicación nº 1.

Preparación para los casos descritos en el nº 1: Para hacer una infusión de milenrama se ponen tres cucharadas soperas de polvo de milenrama en 1 l de agua, dejar hervir dos minutos, colar la infusión y se va bebiendo durante todo el día en varias tomas.

Para limpiar las heridas se coloca un puñado de hierba de milenrama hervida como compresa estéril sobre la herida que supura y se deja entre media y una hora cambiándola varias veces al día. En 10 días es posible obtener la curación.

Instrucciones para los casos del epígrafe nº 2: Para preparar 1 litro de vino con milenrama se pone a hervir el vino y se le añaden 3 cucharadas soperas de polvo de milenrama, se deja hervir dos minutos, se cuela y se va tomando a lo largo del día hasta que se produzca la curación.

De la fitoterapia científica: Las propiedades curativas de la milenrama se basan en la eficaz interacción de todos sus elementos constituyentes, entre los cuales destacan los principios activos con propiedades curativas de heridas que son capaces de luchar contra las infecciones, como son los aceites esenciales azules (azulenos) de la milenrama y tres nuevos principios activos naturales descubiertos recientemente con una fuerte eficacia para la inhibición del cáncer. Los bioflavonoides son valiosos antioxidantes que capturan los radicales libres producidos por el estrés, los eliminan y, de esta forma, disminuyen las inflamaciones y protegen del cáncer. Igualmente los bioflavonoides pueden actuar como la llamada vitamina P (así llamada en referencia a la permeabilidad) reparando los capilares y vasos frágiles, así como los daños de la piel.

Moras de árbol, bebida de
Maulbeer-Elixier
Decoctum Mori

Componentes: Moras de árbol, vino y vinagre.

Indicaciones: Intoxicación del hígado y problemas de hígado.

Preparación: Cocer durante unos minutos a fuego vivo 3 cucharadas soperas de moras frescas ó secas en 1 l de vino y 2 cucharadas soperas de vinagre. Añadir 100 g de miel, volver a cocer 5 minutos y colar.

Indicaciones de uso: Tomar, por lo menos durante cuatro semanas, tres veces al día, de 1 a 3 vasitos de licor (20-60 ml) después de las comidas.

De la fitoterapia científica: Debido a su contenido en aceites, vitamina C, bioflavonoides, colorantes vegetales tales como la antocianina, rutina (flavonoide) e incluso hasta un 25% de proteínas, las moras de árbol, negras o rojas, tienen muchísimas propiedades farmacológicas muy valiosas. Protegen las células hepáticas inflamadas de los radicales libres e incluso impiden el crecimiento del cáncer.

Moras de zarza, bebida de hojas de
Brombeer-Elixier
Decoctum Folia Rubi fructicosi

Composición: Hojas de zarzamora, pelitre, hisopo, miel y vino.

Indicaciones: mocos, tos irritativa, bronquitis, asfixia (apnea), mucoviscidosis.

Uso: Tomar 20 ml tres veces al día antes de las comidas y hasta media taza después de ellas hasta la curación.

De la fitoterapia científica: Este remedio contiene mucho pelitre cuyos aceites esenciales fluidifican y eliminan las mucosidades espesas. Los aceites esenciales de la bebida de hojas de mora tienen una eficaz acción antiespasmódica, antiinflamatoria y favorecen la expulsión de las flemas que favorece claramente la respiración.

Santa Hildegarda escribe sobre la Zarzamora en el Libro de la Physica, Capítulo CLXIX:

"Si los pulmones le están afligiendo y tiene tos en el pecho, tome pelitre, y un poco menos de zarza, incluso menos hisopo, y una cantidad más pequeña de orégano. Hiérvalo en vino bueno con miel, fíltrelo con un paño y beba un poco, después de comer moderadamente. Si fuera una comida copiosa puede beber más. Si hace esto regularmente, sus pulmones se recuperarán y la mucosidad saldrá de su pecho. Por otra parte, las moras que crecen en la zarza no dañan ni a los sanos ni a los enfermos y es fácilmente digerible, aunque en ellas no haya virtudes médicas".

Morera (árbol), hojas de
Maulbeerblätter
Folia Mori nigrae

Indicación: Erupción cutánea con picores, alergias y psoriasis tenaces.

Preparación: Cocer a fuego vivo un puñado de hojas de morena en ¼ l de agua durante tres minutos y colar.

Indicaciones de uso: Colocar las hojas, sujetándolas con una venda como una compresa, en la zona afectada de la piel durante una hora. Utilizar el agua de la cocción de las hojas para lavar la piel.

De la fitoterapia científica: Las hojas de morera contienen bioflavonoides que reparan los vasos sanguíneos dañados (efecto vitamina P) y también eliminan la inflamación que se produce por culpa de los radicales libres de oxígeno ocasionados por el estrés. También hacen bajar la presión sanguínea alta de forma sensible como si fueran un remedio antidiabético químico. Incluso el colesterol alto y el índice de grasas en la sangre se pueden reducir, gracias a las hojas de morera, mejor que mediante sustancias químicas.

Los esteroles vegetales, sustancias parecidas a las hormonas, como el Betasitosterol, son capaces de reparar las células corporales inflamadas. Además las hojas de morera contienen aceites esenciales que protegen contra las bacterias, virus y hongos. Las hojas de morera pueden incluso impedir el crecimiento de las células cancerosas.

Hojas de nogal, bebida de

Walnuss-Elixier

Decoctum Herba Juglandis cp.

Componentes: Extracto de hojas de nogal, de verbasco, de ortiga, vinagre de vino, vino y miel.

Indicaciones: Como vermífugo en casos de parásitos intestinales, gusanos y lombrices.

Utilización: Tomar un vasito de licor antes y después de las comidas durante un periodo de dos a cuatro semanas.

Indicación complementaria: Se debe controlar el éxito de la curación mediante un análisis de heces antes y después del tratamiento.

De la fitoterapia científica: Las hojas de nogal contienen cantidades asombrosas de taninos, entre los cuales se encuentra el juglon, un colorante vegetal de color oscuro que actúa como elemento antibacteriano y contra los hongos del aparato digestivo. En uso interno, el extracto de hojas de nogal ha demostrado su eficacia en casos de catarros intestinales y estomacales y, en combinación con el extracto de verbasco y de ortiga, ha demostrado su eficacia como vermífugo y en la eliminación de otros parásitos.

Santa Hildegarda escribe sobre la Ortiga en el Libro de la Physica, Capítulo C:

"Si en alguien han crecido gusanos debido a los humores nocivos y malos que son venenosos, tome pesos iguales del jugo de ortiga machacada, y gordolobo y hojas de nogal tanto como de los otros dos ingredientes. Agregue un poco de vinagre y mucha miel, y póngalo a hervir en una olla nueva. Quite la espuma de arriba y, después de que haya hervido, retírela del fuego. Durante quince días debe beber una pequeña cantidad antes del desayuno, y una cantidad mayor después de comer. Los gusanos que estén en él morirán".

Orégano, mezcla de polvos de Dost-Mischpulver
Origanum vulgare L. pulvis cp.

Composición: Orégano, galanga, aloe y hojas de melocotonero.

Indicaciones: Problemas de audición, daños en el oído, pérdida de oído después de un catarro o una inflamación del oído medio, inflamación de los senos nasales y dolores de oídos.

Utilización: El primer día se toma sólo después de las comidas una o dos puntas de cuchillo, más tarde antes y después de las comidas de una a dos puntos de cuchillo hasta que se produzca la curación. En caso de fuertes recidivas también con infusión de hinojo o tomando bebida de perejil.

De la fitoterapia científica: Bajo la denominación de orégano se incluyen diversas plantas con un fuerte aroma. Generalmente lo que más crece entre nosotros es el auténtico orégano o mejorana salvaje. Debido al contenido de sus componentes ricos en aceites esenciales el orégano tiene una acción antibacteriana, fungicida, antiespasmódica, antineurálgica, expectorante. También tiene propiedades calmantes que son descritas en las obras de Santa Hildegarda en casos de problemas o dolores de oído y cuyos efectos han sido comprobados .

Ortiga, aceite de

Brennesselöl

Oleum urticae

Contenido o composición: Jugo de ortigas y aceite de oliva

Indicaciones: Fallos de memoria, memoria débil.

Uso: Al irse a dormir untar con 5-10 gotas por encima del esternón y luego en las dos sienes. ¡Es importante respetar estrictamente el orden de aplicación! (primero el pecho y luego las sienes).

Indicaciones complementarias: La eficacia es sorprendente incluso en personas mayores. No obstante el paciente se ha de poder dar cuenta él mismo de que se vuelve olvidadizo y tiene fallos de memoria.

De la fitoterapia científica: La ortiga es una valiosa planta medicinal que contribuye a la estimulación del sistema nervioso y a mejorar el rendimiento de la memoria gracias a sus numerosos componentes, entre los que se hallan aceites esenciales, bioflavonoides, vitamina C y vitaminas del grupo B.

Santa Hildegarda escribe sobre la Ortiga en el Libro de la Physica, Capítulo C:

"Y, si alguien es de natural olvidadizo debe machacar la ortiga hasta sacar jugo y agregar un poco de aceite de oliva. Cuando se acueste, unte a fondo su pecho y sienes con ello. Si lo hace a me nudo disminuirá la falta de memoria".

Ortiga, jugo de, en compresa con tela de cáñamo

Brennesselsaft-Hanfkompresse

Succus Urticae, Tela Cannabis praeparata

Indicaciones de uso: Humedecer la zona de la piel sensible de la pierna afectada mediante un frasco difusor con jugo de ortigas (por ejemplo de la marca "Schönenberger") mezclado a partes iguales con agua. Colocar encima un paño de tela de cáñamo y humedecerlo de la misma manera. Mantener la pierna en alto durante una hora. Proceder igual con la misma dilución del jugo de ortigas durante 3 días, el 4º y el 5º día hacer lo mismo pero con el jugo de ortigas sin diluir.

Además, dejar disolver 1 comprimido de galanga sobre la lengua tres veces al día. La mayor parte de las veces la flebitis desaparece pero si no es así se puede repetir el tratamiento al cabo de una semana.

Como tratamiento posterior se puede proceder a humedecer la zona con jugo de cardo mariano para que la flebitis no se repita.

De la fitoterapia científica: El jugo de ortiga tiene una clara acción antiinflamatoria gracias a la rica variedad de componentes: aceites esenciales, bioflavonoides, vitaminas C y las del grupo B, así como clorofila, ácido fórmico e histamina en los pelillos urticantes que tiene un clara acción antiinflamatoria. Esta acción antiinflamatoria tiene también una influencia positiva sobre el debilitamiento del foco inflamatorio que suele ser muy activo en casos de flebitis, reuma o artritis.

Pelargonio o geranio robertiano (o inglés), mezcla de polvos
Pelargonien-Mischpulver

Contenidos: Polvos de geranio (de la especie citada), polvos de raíz de pelitre y nuez moscada en polvo.

Indicaciones: Remedio universal para la gripe y las secuelas de la gripe, dolores de garganta, tos gripal, enfriamiento, dolor de cabeza en casos de gripe, catarro intestinal, meteorismo, espasmos del estómago y del intestino (síndrome de Roemheld), debilidad del corazón, dolores del corazón después de una gripe, eliminación de toxinas, dolor de cabeza por cambios de tiempo, bronquitis, inflamación de los senos y de las amígdalas.

Utilización: Como protección contra la gripe y los catarros poner de 1 a 3 puntas de cuchillo en la mano y lamer los polvos directamente o espolvorearlos sobre la comida.

Cuando empieza un catarro simple poner 1 punta de cuchillo sobre un papel o en la palma de la mano y aspirar fuerte procurando que entre algo de polvo en la nariz, sonarse la nariz a menudo y volver a aspirar polvos otra vez (no realizar en caso de congestión nasal purulenta). Repetir varias veces al día durante 4 semanas.

En casos de dolor de cabeza debido a la gripe tomar de 1 a 3 puntas de cuchillo de la mezcla de polvos de pelargonio con un poco de pan de espelta y un poco de sal. Es muy eficaz y actúa enseguida (una vez comido el pan).

En casos de tos por gripe preparar una tortilla (o crêpe) de la siguiente manera: hacer una masa (como la de las crêpes) con 50 g de harina de espelta, media taza de agua y cinco puntas de cuchillo de la mezcla de polvos de pelargonio, y con algo de mantequilla en la sartén se hace hasta que la crepe esté doradita. Se le puede mejorar el sabor añadiéndole trocitos de manzana y algo de azúcar de caña.

En casos de catarro intestinal, excesos de comida, meteorismo, espasmos del estómago o del intestino (síndrome de Roemheld) y ardores de estómago tomar tres veces al día 3 puntas de cuchillo de la mezcla de polvos añadidos a la comida, hasta que se logre la mejoría. Una de las secuelas de las toxinas de los virus de la gripe es que pueden dañar el funcionamiento correcto de las válvulas del corazón. Después de una gripe pueden producirse daños en el corazón y una gran debilidad cardiaca. Por eso, después de una gripe es conveniente añadir, durante cuatro semanas, tres veces al día, 3 puntas de esos polvos en las comidas.

De la fitoterapia científica: El pelargonio (o geranio inglés o robertiano) contiene un aceite esencial que tiene un aroma muy intenso a incienso con propiedades antimicrobianas y antivirales muy potentes, por eso está enormemente acreditado para los casos de infecciones virales. Los antibióticos no son eficaces en casos de infecciones virales y a menudo se les receta a los pacientes equivocadamente provocándoles un daño. Pero es que además el pelargonio actúa también contra las bacterias, como por ejemplo el E. Coli, las pseudomonas y los estafilococos. Los bioflavonoides del pelargonio actúan como captadores de radicales libres eliminando los estados inflamatorios. En la variedad de Pelargonium odoratissimus se pueden aislar, además, aceites esenciales que, cada uno según su clase, tiene un intenso aroma a nuez moscada, a melisa (toronjil) o a incienso, y que refuerzan las propiedades enumeradas.

Pelargonio, spray de
Pelargonien-Duftspray

Contenido: Aceites esenciales de pelargonio, de nuez moscada y de pelitre.

Indicación: Gripe.

Utilización: Pulverizar al aire dos o tres veces con el spray o nebulizador para desinfectar el aire del ambiente y además humedecer con el spray el dorso de la mano y aspirar el olor. Se produce así una estimulación de la mucosa nasal y la nariz se libera.

De la fitoterapia científica: El extracto de raíz de pelargonio de la variedad de geranio de la zona de Ciudad del Cabo en Sudáfrica ha demostrado su eficacia y su inocuidad gracias a un estudio realizado de forma aleatoria y con el método de doble ciego. A pesar de que se llevó a cabo con una variedad de pelargonio de la Unión Sudafricana sus propiedades son transferibles a las otras clases de pelargonio.

Pelitre, raíz en polvo
Bertram-Pulver
Radix Anacycli pyrethri pulvis

Indicaciones: Molestias digestivas, mucosidades gástricas, prevención contra las cataratas y problemas visuales, falta de concentración, demencia y Alzheimer; contra las toxinas de virus, bacterias y hongos (cándidas), residuos y sustancias tóxicas en sangre en caso de debilidad y consunción (o extenuación), agotamiento.

Instrucciones de uso: Tomar diariamente de dos a cuatro veces 3 puntas de cuchillo hasta media CC espolvoreándolo sobre las comidas.

Para la profilaxis de las infecciones en los desplazamientos fuera del domicilio habitual espolvorear diariamente sobre las comidas 1 CC durante 4 semanas antes de comenzar el viaje. Si ha habido infección hacer lo mismo durante las 4 semanas posteriores para eliminar las toxinas de la sangre.

De la fitoterapia científica: El pelitre favorece una circulación sanguínea óptima y limpia el organismo de toxinas y elementos infecciosos. Gracias a su efecto antimicrobiano, antiviral y antiparasitario ejerce un papel significativo en la curación y en la protección de las enfermedades infecciosas, especialmente en los estados sépticos sanguíneos. El médico belga Dr. Van Hecken comunica la sorprendente eficacia del pelitre en la lucha y la protección frente a las epidemias de malaria en Zambia donde desde hace algunos años se lleva a cabo un proyecto de investigación con pelitre.

Pelitre, raíz en polvo en comprimidos
Bertram-Tabletten

Tabletae Anacycli pyrethri

Indicaciones: Dolencias de las encías, enfermedades de la zona laríngea, nasal y de la garganta, gripe, enfriamientos, depuración de las toxinas de la sangre después de enfermedades infecciosas por bacterias o virus u hongos (cándidas) y en caso de flemas en los pulmones y las vías respiratorias.

Uso: Dejar disolver sobre la lengua 3 comprimidos tres veces al día.

Santa Hildegarda escribe sobre el Pelitre en el Libro de la Physica, Capítulo XVIII:

"El pelitre es de un calor moderado, y relativamente seco. Es completamente equilibrado y tiene buena energía vital. Es un buen alimento para el sano, porque disminuye la materia pútrida en él, aumenta la buena sangre, y le proporciona inteligencia clara. En cuanto al enfermo que ya va perdiendo sus fuerzas, le devuelve el vigor. Facilita una buena digestión y no deja pasar nada a través del cuerpo sin ser digerido. El que tiene muchas flemas en su cabeza encontrará que disminuyen si frecuentemente come pelitre. Comido a menudo, expele la pleuritis y le proporciona humores puros. Proporciona vista clara. De cualquier manera que se coma, sea seco o con el alimento, es beneficioso para la gente enferma y sana. Si alguien lo come con frecuencia, expulsará la enfermedad y le impedirá enfermar. Cuando se come, origina humedad y saliva de la boca, porque extrae los humores malos, y restaura la salud".

Perejil, bebida o vino de (bebida del corazón)

Petersilien-Elixier (Herzwein)

Decoctum Petrosellini

Indicaciones: Remedio universal para el corazón (circulación), en casos de debilidad cardiaca, dolores cardíacos, pinchazos en el corazón, para la rehabilitación después de un infarto cardíaco, cansancio, agotamiento, insomnio, falta de fuerza, para la rehabilitación después de una infección gripal o un catarro.

Preparación: Se cuecen durante 5 minutos 10 ramitas de perejil (de hojas planas) y 2 cucharadas soperas de vinagre de vino en 1 l de vino tinto. Al final se añaden 150 g de miel y se vuelve a cocer todo 5 minutos más. Es muy importante la doble cocción porque sólo con el calor de la cocción se establece la relación entre el perejil y la miel de los glucósidos cardíacos. Se cuela el vino y se guarda en una botella estéril.

Para los diabéticos poner sólo 80 g de miel por litro de vino.

Indicaciones de uso: Tomar tres veces al día un vasito (20 ml) después de cada comida.

En caso de insomnio tomar media taza a sorbitos por la noche.

Como reforzante, tomar un vasito (20 ml) dos veces al día hasta que se produzca la mejoría. (Ver la entrada "cura del corazón").

Indicación complementaria: La acción del vino de miel y perejil se refuerza si se cuece con una raíz de perejil que aumenta la acción de drenaje. Y todavía se puede conseguir un vino de miel y perejil "Forte" si le añadimos 25 ó 30 gotas de tintura madre de Espino Albar (Crataegus), que favorece una mejor y más intensa circulación sanguínea en los músculos cardiacos lo cual produce un fortalecimiento del corazón. Con esta bebida de perejil desaparecen, en general, los dolores cardíacos funcionales, es decir, los dolores cardiacos que con un electrocardiograma no se suelen detectar.

La bebida de perejil también es eficaz en casos de molestias cardíacas ocasionadas por el reuma o en situaciones de debilidad cardiaca a consecuencia de una gripe. En todos los casos de debilidad cardiaca, especialmente en la vejez, se debería, antes de utilizar la digitalina o antes de colocar un "stens", probar con la bebida de perejil durante, por lo menos, unos tres meses.

De la fitoterapia científica: El perejil contiene aceites esenciales así como bioflavonoides que funcionan como neutralizadores capaces de eliminar los radicales libres y tienen una acción antiinflamatoria. La raíz de perejil fortalece la acción diurética y así descongestiona la circulación sanguínea.

Pimienta cubeba en granos
Kubebenpfeffer

Contenido: Granos enteros de pimienta cubeba

Indicaciones: Es un remedio para el funcionamiento del cerebro, tristeza, climaterio, en casos de hiperestimulación sexual, desmesurada energía de la libido (transforma la energía sexual aumentando las capacidades corporales, la genialidad y la espiritualidad), nervios débiles, cansancio crónico, dificultad de aprendizaje, estrés en los exámenes, fluctuaciones maniaco-depresivas (trastorno bipolar).

Utilización: Masticar de cuatro a ocho frutos después de las comidas cada día. En casos de depresión, tristeza o molestias del climaterio masticar una unidad cada hora hasta que se produzca la mejoría. Para tener un pensamiento claro masticar varias veces al día tres unidades.

De la fitoterapia científica: Los frutos contienen hasta un 18% de aceites esenciales en forma de terpenos. Contiene hasta un 12% de aceites y otros componentes importantes como los ácidos resínico y cubebínico. El ácido cubebínico tiene una acción antiséptica, antiinflamatoria y antibacteriana, por eso se puede usar en casos de enfriamiento de las vías urinarias y en caso de bronquitis.

Pimpinela o saxífraga, mezcla de polvos
Bibernell-Mischpulver

Trochisci pimpinellae, Fructi cumini et Piperis albi

Componentes: Saxífraga (16 g), comino (62 g) y pimienta blanca (22 g) todo reducido a polvo.

Indicaciones: Vómitos y náuseas, errores de alimentación[3], gastritis, vómitos en el embarazo y sus secuelas. El remedio puede usarse, con éxito también, con lactantes y niños pequeños.

Preparación de las galletas de la mezcla de polvos de saxífraga: mezclar 25 g de estos polvos con 500 g de harina de espelta, 2 yemas de huevo y algo de agua para hacer una masa, extenderla, enrollarla, dejar enfriar en la nevera y cortar rodajas finas para hacer galletas que se hornearán a 180º durante unos 5 minutos.

Uso: Tomar cada día de 3 a 5 galletitas y también, además, de tres a 5 veces diarias 3 puntas de cuchillo sobre un trozo de pan de espelta hasta la mejoría.

De la fitoterapia científica: Las galletas de saxífraga han demostrado su eficacia especialmente en casos de náuseas y vómitos del embarazo, eficacia atribuida a los aceites esenciales y a determinados componentes y principios activos que si no fuera por la descripción de Santa Hildegarda sería desconocida para la medicina actual. Además, la combinación de pimienta blanca con comino aumenta su eficacia. El comino refuerza su efecto gracias a sus aceites esenciales, ácidos grasos y sus glucósido-bioflavonoides que ejercen una acción antimicrobiana, antitrombótica, antioxidante y neutralizadora de proteínas extrañas al cuerpo. Esta última propiedad desempeña un papel importante en el tratamiento de las alergias pues el comino neutraliza la acción de las proteínas como alérgenos.

3 Ndt: El Dr. Strehlow usa esa expresión para indicar que hemos comido en exceso, que hemos comido "venenos de la cocina" o muchas cosas mezcladas en la misma comida.

Poleo menta en polvo
Poleiminze-Pulver
Mentha pulegium pulvis

Indicaciones: Remedio para los ojos en casos de trastornos de la circulación sanguínea, estadios iniciales de debilidad sensorial, estadio inicial de glaucoma, gastritis, insuficiencia de ácido gástrico (mala irrigación gástrica y un exceso de flemas en el estómago y/o los intestinos que originan problemas oculares).

Preparación: Mezclar media taza de vinagre y media taza de miel y añadir una cucharada sopera de poleo menta en polvo.

Instrucciones de uso: Tomar diariamente 20 ml antes de las comidas (también se puede tomar el remedio mezclado con una taza de infusión de hinojo). Tomar durante varias semanas. En casos de estómago delicado tomar también después de las comidas.

De la fitoterapia científica: Para Santa Hildegarda el poleo menta es la variedad de menta más valiosa entre las más de 600 variedades que existen, pues ella sola contiene la fuerza de quince hierbas hildegardianas.

El alto contenido en aceites esenciales del poleo menta es el responsable de sus propiedades antimicrobianas. Se ha verificado, mediante amplios estudios clínicos y farmacológicos, que el poleo menta tiene un efecto vasodilatador que mejora la circulación de la sangre.

Santa Hildegarda escribe sobre el Poleo menta en el Libro de la Physica, Capítulo CXXVI:

"El poleo tiene un calor agradable, pero húmedo tiene en sí alguna de las virtudes de estas quince hierbas: cedoaria, clavo, galanga, jengibre, albahaca, consuelda, pulmonaria, ..., milenrama, abrótano, helecho, agrimonia, liquidámbar, geranio y menta de agua. Todas estas plantas son buenas contra las fiebres.

Si los ojos se nublan.... pulverice el poleo, y ponga el polvo en una mezcla con pesos iguales de miel y vinagre. Bébalo frecuentemente con el estómago vacío. Purgará el estómago y aclarará los ojos".

Pulmonaria
Lungenkraut
Herba Pulmonarie

Indicaciones: Enfisema pulmonar sin tos, apnea, edema pulmonar, agente de drenaje y tos.

Preparación: En caso de enfisema pulmonar se cuecen en 1 l de agua, durante tres minutos, 3 cucharadas soperas de pulmonaria. Se dejan reposar sin colar.

Cuando hay tos y apnea (insuficiencia respiratoria) se cuece la misma cantidad de hierba durante tres minutos en 1 l de vino y se cuela.

Indicaciones de uso: En caso de enfisema pulmonar tomar, durante una semana, diariamente 1 l de infusión, repartiendo las tomas a lo largo del día.

En caso de tos y de apnea (insuficiencia respiratoria) tomar tres veces al día un vasito de licor (20 ml) antes de las comidas.

De la fitoterapia científica: La pulmonaria contiene polisacáridos mucilaginosos y bioflavonoides que tienen una acción estimulante del sistema inmunitario, que actúan como antioxidantes y pueden eliminar los radicales libres producidos por el estrés. Los taninos, las saponinas y el contenido en ácido silícico tienen una acción protectora de las mucosas en casos de enfermedades y perturbaciones de las vías respiratorias, del tracto gastrointestinal y de los riñones y las vías urinarias.

Santa Hildegarda escribe sobre la Pulmonaria en el Libro de la Physica, Capítulo XXIX:

"La pulmonaria es fría y moderadamente seca y no ofrece gran utilidad al hombre. Sin embargo, a quien se le hinche el pulmón de modo que se ahogue y apenas pueda respirar, cueza pulmonaria en vino, y bébalo frecuentemente con el estómago vacío, y se curará. Si las ovejas comen a menudo pulmonaria, se pondrán sanas y engordarán, y no tendrán ningún problema con su leche, Pero si, como dijimos, uno que frecuentemente tiene un pulmón hinchado bebe con frecuencia pulmonaria cocida en vino, su pulmón recobrará la salud, porque el pulmón es casi de la misma naturaleza que la oveja".

Rábano picante y galanga, mezcla de Meerrettich-Galgant-Mischung

Radix armoraciae et Galangae

Indicaciones: Problemas del corazón y los pulmones, bronquitis, insuficiencia cardiaca, insuficiencia respiratoria, apnea nocturna, presión alta, dolores cardiacos y tos crónica.

Preparación: Mezclar una cucharada sopera de rábano picante rallado con una cucharada de galanga en polvo.

Utilización: En caso de tos comer una cucharadita o una cucharada sopera de la mezcla con pan de espelta. Es muy picante, por eso apenas se puede cerrar la boca y menos aún toser.

Por ser tan picante se necesita un proceso de habituación para tolerarlo. El primer día, eventualmente, se puede empezar tomando un poco menos.

En casos de dolores cardiacos agudos hay que tomar 3 puntas de cuchillo antes y después de las comidas con pan de espelta. En caso de un periodo más prolongado tomar 2 puntas de cuchillo antes y después de las comidas.

De la fitoterapia científica: Debido a su acción antibiótica el rábano picante se usa frecuentemente en casos de infecciones de las vías respiratorias y de la zona urogenital. Debido a su buena tolerancia el rábano picante suele ser una buena alternativa y se usa a menudo en casos de infecciones gripales, enfermedades respiratorias y enfermedades del hígado y la vesícula biliar, también en casos de gota y reuma. Sus propiedades todavía se refuerzan más si se le añade polvo de galanga.

Santa Hildegarda escribe sobre el Rábano en el Libro de la Physica, Capítulo LXXXIX:

"El rábano es más caliente que frío. En cuanto se arranca, debe ponerse en un subterráneo, en un lugar húmedo durante dos o tres días. Esto templa su energía, para que sea mucho mejor para comer. Cuando se come, limpia el cerebro y disminuye los humores nocivos en las vísceras. Si un hombre fuerte y gordo come rábano, lo cura y lo limpia internamente. Quien tenga mucha flema, pulverice el rábano de la misma manera. Entonces cueza miel y vino y ponga el polvo en él. Cuando se ha enfriado un poco, bébalo, en ayunas o con la comida. El polvo purga la flema y la miel le impide ponerse delgado. Se considera que, comién-

dolo, se expelen los humores malos y los hedores de una persona. Quien coma el rábano debe comer después galanga. Esto detiene el hedor de su respiración y no lo daña".

Rosas (extracto de) con aceite de oliva
Rosen-Oliven-Öl
Oleum rosatum

Composición: Auténtico aceite de rosas con aceite de oliva.

Indicación: Remedio universal para dolores reumáticos, de gota, calambres, abscesos y furúnculos. También ayuda, a menudo, si se emplea al comienzo de cólicos de riñón o biliares.

Uso: Untar enérgicamente los músculos, los nervios y las articulaciones dolorosas. En caso de calambres musculares masajear fuertemente por encima del músculo agarrotado. Es necesario que por la acción del masaje "entren" en calor. El masaje se debe siempre dar en espiral y no en líneas rectas.

Usar también en caso de abscesos para que maduren rápidamente y desaparezcan de forma indolora.

De la fitoterapia científica: La rosa damascena contiene, además de aceites esenciales muy olorosos, pigmentos florales vegetales procedentes de bioflavonoides que, en conjunto, proporcionan a las rosas un efecto antibacteriano, antimicótico, antiviral, antiálgico, antiespasmódico (en caso de calambres) y regenerador de las células. El auténtico aceite de oliva en cualquier crema o pomada decuplica (multiplica por diez) la acción de todos los otros componentes.

Nota complementaria: El auténtico aceite de rosa damascena se consigue por destilación de pétalos de rosa y es, comprensiblemente, muy caro. ¡Para obtener un kilo de este precioso aceite esencial de rosas se necesitan entre 4 y 5 toneladas de pétalos de rosas y unas 400 horas de trabajo para recolectarlos!

Santa Hildegarda escribe sobre la Rosa en el Libro de la Physica, Capítulo XXII:

"La rosa es fría, y esta frialdad contiene moderación, lo que es útil.
La rosa también es buena para agregar a las pociones, ungüentos, y a todas las medicaciones. Si se agrega un poco de rosa, mejoran, debido a las buenas virtudes de la rosa, como se ha dicho antes".

Ruda, bálsamo de
Weinrauten-Salbe
Unguentum Rutae cp.

Componentes: Ruda, grasa de oso y aceite de rosas.
Indicaciones: Enfermedades de los riñones, dolor de riñones y tensión alta.
Indicaciones de uso: Masajear la zona 2-3 veces por semana durante unos 2 meses, dibujando el ocho tumbado (el símbolo del infinito en matemáticas) en los dos riñones 15 minutos por lo menos.

Santa Hildegarda escribe sobre la Ruda en el Libro de la Physica, Capítulo LXIV:

"La ruda crece más de la fuerza vital fuerte y completa de la tierra que del calor. Tiene calor templado, un poco más caliente que frío, Las energías de su humedad son fuertes, y es buena contra el amargor seco que se desarrolla en una persona cuando son deficientes los humores correctos. Es buena y más útil cruda que pulverizada en la comida. Cuando se come contiene la pasión excesiva en la sangre de una persona. El calor de la ruda atenúa el calor áspero de melancolía y templa su frío excesivo. Quien es melancólico estará mejor cuando coma ruda después de una comida. Si alguien come un alimento que le provoca dolor, debe comer ruda después, y su dolor disminuirá.

Si tiene de vez en cuando dolor en sus riñones y lomos, esto viene muy a menudo de una enfermedad en el estómago. Entonces tome cantidades iguales de ruda y de ajenjo y agregue una cantidad algo mayor de grasa de oso, mezclándolo bien. Debe frotarse vigorosamente con ello alrededor de sus riñones y lomos, donde le duela, mientras está cerca del fuego".

Salvia, bebida de
Muskatellersalbei-Elixier
Decoctum Salviae Sclareae

Componentes: Hojas de salvia, hojas de poleo menta, hinojo, miel y vino.

Indicaciones: Remedio universal en casos de inflamación de la mucosa gástrica, gastritis con infección por Helicobácter, mala digestión y falta de apetito.

Indicaciones de uso: Tomar de 1 a 2 vasitos de licor (20 ml) después de comer y después de cenar. En caso de estómago delicado al principio comenzar con menos cantidad.

De la fitoterapia científica: El bálsamo de salvia contiene un aceite esencial con un aroma muy característico que tiene una fuerte acción contra bacterias y hongos. Además, se pueden aislar en forma de resina el ácido rosmarínico y el ácido cinámico que, en conjunto, producen una acción calmante y antiespasmódica sobre el sistema nervioso central.

Santa Hildegarda escribe sobre la Salvia en el Libro de la Physica, Capítulo LXIII:

La salvia es de naturaleza caliente y seca, y crece más del calor del sol que de la humedad de la tierra. Es útil contra los humores enfermos, porque es seca. Es buena para comer, cruda o cocinada, para los que sufren de humores nocivos, porque los detiene.

Tome la salvia y pulverícela. Coma este polvo con pan y disminuirá la superfluidad de humores perjudiciales..

Cualquier persona que tenga un exceso de flema, o quien tenga un aliento fétido, cueza salvia en vino, fíltrela con un paño, y bébala a menudo. Los humores malos y la flema disminuirán.

Salvia, hojas de
Salbei-Blätter

Folia salviae

Indicación nº 1: La salvia es útil en casos de inflamación de la vejiga, de infección de las vías urinarias, de inflamación de la pelvis renal, de incontinencia urinaria, si se tienen ganas constantes de orinar y en caso de reuma.

Preparación: Hervir una cucharada de hojas de salvia en 250 ml de agua durante un minuto y colar.

Indicación nº 2: En casos de intoxicación por toxinas procedentes de los alimentos o del medio ambiente y para eliminar las toxinas que se hayan podido originar por el curso una enfermedad.

Preparación: Una cucharada de hojas de salvia frescas o secas reducidas a polvo en la comida o encima de un trozo de pan.

Indicación nº 3: En casos de náuseas por culpa de una intoxicación alimentaria, vómitos de sangre y en enfermedades infecciosas.

Preparación: Cocer durante un minuto una cucharada de hojas de salvia en 250 ml de vino rebajado con 50 ml de agua, añadir una cucharada de mantequilla y filtrar.

Indicación nº 4: En caso de enfermedades infecciosas.

Preparación: Hervir durante un minuto una cucharada de hojas de salvia en 250 ml de vino, filtrarlo y beber diariamente.

Aplicaciones de uso: Tomar diariamente bebidas o comidas, en cada caso, las cantidades indicadas.

De la fitoterapia científica: Debido a su acción desintoxicante la salvia elimina todas las toxinas y los residuos que se originan por culpa de una enfermedad o por una intoxicación del medio ambiente o por una mala alimentación. A ellos pertenecen también los residuos metabólicos o las sustancias tóxicas o pútridas que se producen por culpa de una inflamación de la mucosa intestinal.

Contrariamente a la utilización normal de la salvia en infusión Santa Hildegarda recomienda la cocción para mayor seguridad. Así el thujone, que es tóxico para el hígado, se elimina por evaporación al cocer las hojas.

Savia de vid simple, gotas de
Rebtrpfen, einfache
Guttae vitis simplex

Contenido: Savia primaveral de vid recogida por goteo de un corte en un sarmiento entre las 6 y las 12 de la mañana.

Indicación: Remedio universal para los ojos. Inflamación de la conjuntiva (conjuntivitis), pérdida de la visión, inicio de cataratas, inflamación del párpado.

Uso: Humedecer una zona amplia de los párpados una o dos veces al día.

Datos de la fitoterapia científica: Las gotas de savia salen en primavera por los cortes de los sarmientos que el viticultor hizo al podar en invierno. Lo que fluye del corte en primavera es un antibiótico natural para proteger al sarmiento contra las infecciones por bacterias y hongos.

Entre los componentes se encuentran aceites esenciales con efectos desinfectantes y antibacterianos.

Santa Hildegarda escribe sobre la Savia de Vid en el Libro de la Physica, Capítulo LIV:

"La vid tiene calor ardiente y humedad. Su fuego es tan fuerte que cambia su jugo a un sabor distinto del que tienen los otros árboles y hierbas. Ese gran fuego hace a su madera tan seca que es diferente de las demás maderas. La vid es una madera retorcida desde la tierra, más que los otros árboles parecidos. Antes del diluvio la tierra era frágil, y no producía vino. Cuando fue humedecida y consolidada por el diluvio, produjo el vino. La tierra de ahora es a la tierra de antes del diluvio como la grava es a la tierra actual.

La vid tiene calor de fuego. A quien se le oscurezca la vista, lubrique los parpados con las gotas que fluyen de la vid cuando se cortan sus sarmientos. Permita que penetre un poco dentro del ojo. Si lo hace a menudo, su vista se aclarará rápidamente. De los primeros cortes de los sarmientos de la vid, fluyen gotas de savia. Las que gotean desde la mañana hasta el mediodía son buenas y útiles para aclarar la vista".

Savia de vid con aceite de oliva, gotas
Rebtropfen, ölige
Guttae Vitis oleosae rosatae

Contenido: Savia de sarmiento, aceite de oliva y aceite esencial de rosas.

Indicación: Remedio universal para los dolores de oídos, otitis media, dolor de cabeza y neuralgias faciales de trigémino o del nervio facial.

Uso: En casos de dolor de oídos agitar las gotas antes de usarlas y untar, con movimientos circulares, el pabellón de la oreja por delante y por detrás. ¡No introducir las gotas en el oído! Al inicio de una otitis casi siempre tiene una acción muy rápida sin otros medicamentos. En caso de dolor de cabeza untar vigorosamente la parte dolorida de la cabeza. Si hubiese necesidad repetir la operación al cabo de media hora. Proceder del mismo modo en caso de neuralgias por enfriamiento.

Indicaciones complementarias: Las gotas de savia de vid con aceite pueden enranciarse con el tiempo y oler a ácido sulfhídrico (a huevos podridos) pero no por eso pierden sus propiedades.

Santa Hildegarda escribe sobre la Savia de Vid en el Libro de la Physica, Capítulo LIV:

"La vid tiene calor ardiente y humedad. Su fuego es tan fuerte que cambia su jugo a un sabor distinto del que tienen los otros árboles y hierbas. Ese gran fuego hace a su madera tan seca que es diferente de las demás maderas. La vid es una madera retorcida desde la tierra, más que los otros árboles parecidos. Antes del diluvio la tierra era frágil, y no producía vino. Cuando fue humedecida y consolidada por el diluvio, produjo el vino. La tierra de ahora es a la tierra de antes del diluvio como la grava es a la tierra actual.

La vid tiene calor de fuego. De los primeros cortes de los sarmientos de la vid, fluyen gotas de savia.

Las que gotean desde la mañana hasta el mediodía son buenas y útiles para aclarar la vista. Recójalas, pues, en un vasito y añada aceite de oliva. Cuando tenga dolor de cabeza o de oídos, fricciónese con esta mezcla y mejorará".

Tanaceto, bálsamo de
Mutterkraut-Salbe
Unguentum parthenii

Indicaciones: Bálsamo universal para los dolores de las vísceras, pinchazos en el abdomen, aparato genital (ovarios, trompas, incluidos los ligamentos), dolores premenstruales y cólicos intestinales.

Preparación: Con 2 cucharadas de tintura madre de tanaceto y 100 g de mantequilla o grasa de cabra hacer una crema. Eliminar el agua.

Indicaciones de uso: Varias veces al día aplicar el bálsamo sobre la zona dolorosa o donde se noten los calambres del abdomen.

Indicaciones complementarias: La grasa de cabra endurece la crema y refuerza el efecto.

No usar durante el embarazo ni en casos de alergia al tanaceto.

Tanaceto, bebida de
Rainfarn-Elixier
Succus Tanaceti

Contiene: Tintura madre de tanaceto, vino.

Preparación: Mezclar 500 ml de vino con 50 ml de tintura madre de tanaceto (alternativamente se puede añadir el tanaceto a la bebida de lentejas de agua o a la bebida de ajenjo).

Aplicación: Tomar tres veces al día 20 ml.

Indicaciones complementarias: Los que sufren de la próstata deben beber poco vino y mejor si no toman nunca. Si beben deberían añadir una cucharada de tintura madre de tanaceto por cada 50 ml de vino.

A partir de los 50 años de vida alrededor del 50% de los varones empiezan a tener molestias en la próstata. Con 60 años alrededor del 60% de los hombres sufren hiperplasia (aumento del tamaño de la próstata). A los 70 años el porcentaje es del 70%, etc. En el cáncer de próstata se disparan los valores del PSA (antígeno prostático). Pero tener un elevado índice de PSA sin experimentar molestias no justifica, por sí solo, realizar una intervención. Igualmente realizar una biopsia por punción es una operación peligrosa.

Sólo una biopsia por aspiración con aguja fina (con este método es muy difícil que se produzca diseminación de células tumorales al realizar la biopsia) puede revelar si se debe realizar una operación o no.

En los largos años de práctica clínica se ha demostrado que el extracto de tanaceto, gracias a la eficacia de sus fitoesteroles, es capaz de poner orden en el equilibrio hormonal de la próstata y las consecuencias que de ello se derivan.

Datos de la fitoterapia científica: Los análisis han puesto de manifiesto que el jugo de tanaceto obtenido al prensar plantas en primavera antes de la floración no contiene thujone. Sólo se puede encontrar thujone en el extracto líquido de la planta en floración, por eso se usa el extracto líquido de la planta recogida antes de la floración exclusivamente.

Tomillo serpol en polvo
Quendelkraut-Pulver
Herba serpylli pulvis

Componentes: Tomillo serpol pulverizado.
Indicaciones: El tomillo serpol es la clásica "hierba de la piel" para erupciones cutáneas de cualquier clase, eccema, acné, neurodermitis, depuración sanguínea, esclerosis cerebral, fallos de memoria, demencia.
Forma de uso: En todos los platos con carnes y verduras echar de 2 a 4 puntas de cuchillo (debe cocer con los alimentos). Continuar hasta la curación completa.
Información complementaria: Todas las erupciones cutáneas deben ser tratadas de dentro hacia fuera y para eso el tomillo serpol es la especia más adecuada.
Datos de la fitoterapia científica: El aceite esencial tiene efectos antibacterianos, fungicidas y antivirales. Contiene también taninos y sustancias amargas, así como bioflavonoides captadores de radicales originados por el estrés o las inflamaciones. El tomillo serpol es capaz de hacer descender, de manera significativa, los valores de la hormona tiroidea TSH (tirotropina) gracias a su acción bloqueadora de su producción.

Santa Hildegarda escribe sobre Tomillo Serpol en el Libro de la Physica, Capítulo XXXII:
"El serpol es caliente y equilibrado. El hombre cuyo cuerpo tenga la carne enferma, como si la sarna estuviera creciendo, debe comer a menudo serpol, o con la carne, o bien cocinado en purés. Su carne se purificará desde el interior y se curará. Quien tenga una pequeña sarna en la piel machaque serpol con manteca de cerdo fresca y haga un ungüento. Cuando se unte con él, se curará. Cuando el cerebro está enfermo, como si estuviera vacío, pulverice serpol y mézclelo con harina fina de trigo y agua. Haga tortitas y cómalas a menudo, y su cerebro mejorará".

Tomillo serpol, bálsamo de Quendel-Salbe

Unguentum Serpyllum

Componentes: Polvo de tomillo serpol, grasa, aceite de oliva.

Indicaciones: Piel seca y agrietada, eccema, neurodermitis, sarna.

Preparación: Calentar y derretir 100 g de grasa de cabra —o de aceite de coco— al baño María y añadir 30 g de tomillo serpol en polvo y 10 ml de aceite de oliva, dejar enfriar y remover para que tenga una consistencia de crema o bálsamo.

Utilización: Extender la crema sobre la piel con un ligero masaje hasta que haya mejoría.

Indicación complementaria: La grasa de cabra es extraordinariamente conveniente para la piel, y ella sola ya es apropiada para las pieles agrietadas o con picores.

Topacio imperial, piedra de
Topass-Stein

Lapis Topas

Indicaciones: Glaucoma, tensión ocular alta, pérdida de agudeza visual.

Preparación: Deje la piedra de topacio sumergida durante 3 días y 3 noches en un vasito de licor de vino puro (20 -30 ml.). Pasados los 3 días, extraiga el topacio y durante los 5 días siguientes, antes de acostarse, humedezca los párpados frotándolos circularmente con el topacio mojado en ese vino. Pasados esos 5 días, comience el proceso de nuevo durante al menos 4 semanas. Si es necesario, descanse 2 semanas y puede repetir el proceso otra vez.

Utilización: Después de tener el topacio sumergido en vino se humedecen los párpados frotándolos circularmente con la piedra mojada en el vino antes de acostarse.

Durante cinco días se moja el topacio en el vino en el momento de usarla y con la piedra mojada se restriegan circularmente los párpados.

Después de esos cinco días hay que renovar el vino y volver a preparar de nuevo el vino de topacio de nuevo como se indica al principio.

Indicaciones complementarias: Cada cuatro semanas se debería controlar la presión en el interior de los ojos por un oculista. La presión interna de los ojos generalmente se normaliza al cabo de tres meses, de manera que, a menudo, los beta bloqueadores ya no suelen ser necesarios.

Santa Hildegarda escribe sobre el Topacio en el Libro de la Physica, Capítulo VIII:

"El topacio se desarrolla alrededor de la hora nona del día, en el calor del sol. Cuando ya casi es la hora nona, el sol es entonces más puro, debido al calor del día y al aire que sopla en distintas direcciones. El topacio es caliente y tiene en sí un poco de aire y agua. Es claro y esa claridad es similar al agua. Su color es más parecido al oro que al hielo. Resiste el calor y el veneno, y no tolera, ni tampoco puede soportar el mal ni los vicios.

"Quien sufre pérdida de visión debe colocar un topacio en vino puro durante tres días y tres noches. Untando los ojos en circulo por la noche, antes de ir a dormir, con el topacio humedecido de manera que un poco de líquido penetre en los ojos. El vino, una vez sacado el topacio, se puede

utilizar durante cinco días. Humedecer los ojos cada noche con el topacio mojado en ese vino. Hay que hacer esto a menudo renovando el vino a los cinco días y seguir el mismo procedimiento anterior Esto aclara los ojos como el mejor colirio"

Verbasco y semillas de hinojo, mezcla de hierbas
Königskerzen-Mischkräuter
Flores verbasci et fructus foeniculi

Componentes: Verbasco e hinojo.

Indicaciones: Ronquera, enfriamiento, faringitis aguda, traqueobronquitis. Es un remedio muy eficaz para una ronquera aguda.

Indicaciones de uso: Cocer 5 cucharadas soperas de esta mezcla en 1 litro de vino durante 3 minutos y colar. Guardar en un termo e ir bebiendo a lo largo del día: cada hora un vasito (20 ml) o cuatro veces al día media taza. A los niños se les da cada hora 2 cucharadas soperas y para niños pequeños, a partir de los 3 años, una cucharilla cada hora. Al cabo de 2-3 días la ronquera tendría que estar solventada y ya se podría dejar de tomar el remedio.

De la fitoterapia científica: El verbasco contiene un 3% de mucina, saponina, bioflavonoides y algo menos de aceites esenciales, por eso la planta tiene propiedades mucilaginosas que convienen en situaciones de grandes irritaciones de las mucosas y se puede emplear también como un suave expectorante. El verbasco es muy conveniente, gracias también a sus bioflavonoides, para las afecciones descritas.

Verbena
Eisenkraut
Herba Verbenae officinalis L.

Indicaciones: Abscesos, furúnculos, fístulas anales, heridas purulentas y de difícil curación. La compresa de verbena es capaz de eliminar eficazmente el pus.

Preparación: Se cuecen uno o dos manojos de verbena en agua durante dos o tres minutos, luego se escurre el agua y se colocan como compresa.

Utilización: Colocar la compresa caliente, dejándola puesta alrededor de una hora, hasta que esté seca.

De la fitoterapia científica: La verbena contiene muchos componentes valiosos que le dan a la planta una acción polifacética gracias a sus principios activos: iridoides, bioflavonoides, ácido cinámico, aceites esenciales y taninos. De las investigaciones farmacológicas se desprende que la verbena pose una acción antimicrobiana, antiviral, antiinflamatoria y contra las bacterias y que tomada a altas concentraciones puede ser, incluso, estimuladora o inhibidora del sistema inmunitario. Eso significa que, gracias a la verbena, se pueden bloquear las capacidades autoagresivas del propio sistema inmunitario (disminución de la fagocitosis).

Santa Hildegarda escribe sobre la Verbena en el Libro de la Physica, Capítulo CLIV:

"La verbena es más fría que caliente. Cuando la carne de alguien se descompone por efecto de úlceras o gusanos, cueza verbena en agua. Ponga un paño de lino encima de las úlceras o lugares pútridos. Escurra ligeramente el agua y ponga la verbena, un poco caliente, encima de esa tela de lino. Cuando la verbena se haya secado ponga más, cocida de la misma manera. Debe hacer esto hasta que se vaya la pudrición".

Vino apagado
Gelöschter-Wein
Vinum c. Aqua

Indicaciones: Tristeza, shock, cólera, estrés, perturbaciones del sueño, para distanciarse de lo sucedido durante el día, daños anímicos, melancolía y desintoxicación (bilis negra).

Preparación: Hervir a fuego vivo un vaso de 200 ml de vino tinto durante un minuto y luego "apagarlo" con media taza de agua fría.

Indicaciones de uso: En todas las situaciones arriba citadas tomarlo caliente y a tragos pequeños. Elimina el estrés emocional, la ira, la cólera y la tristeza. Es una bebida muy recomendable para hacer las paces después de una discusión.

El vino "apagado" tomado por la noche es una bebida que ayuda a dormir y a distanciarse de las preocupaciones y miserias de la vida diaria.

Indicación complementaria: El estrés desencadenada un bombardeo continuo de radicales libres en los órganos sensibles, especialmente en el sistema inmunitario, el cerebro y el corazón, por eso la inmunodeficiencia, la demencia y el Alzheimer, así como los problemas cardiacos, son las enfermedades más comunes en el mundo occidental.

Santa Hildegarda escribe sobre la vid y el vino en el Libro de la Physica, Capítulo LIV:

"La vid tiene calor ardiente y humedad. Antes del diluvio la tierra era frágil, y no producía vino. Cuando fue humedecida y consolidada por el diluvio, produjo el vino.

Cuando, de alguna manera, un hombre caiga en la cólera o en la tristeza, enseguida caliente rápidamente vino, mézclelo con agua fría y mejorará".

Vino con cenizas de sarmientos, Rebaschenlauge

Lixivium dentale

Contenido: Cenizas de sarmientos, vino.

Indicación: Sangrado de las encías, parodontosis, inflamación de las encías por cuidados dentales.

Aplicación: Por la mañana y por la noche lavarse los dientes con un cepillo suave y un trago de este líquido. Escupir y no enjuagarse después.

El sangrado inicial pasa pronto. Con el tiempo los dientes ya no se moverán.

Santa Hildegarda escribe sobre la vid y el vino en el Libro de la Physica, Capítulo LIV:

"La vid tiene calor ardiente y humedad. Su calor es tan fuerte que cambia su jugo a un sabor distinto del que tienen los otros árboles y hierbas. Ese gran fuego hace a su madera tan seca que es diferente de las demás maderas. La vid es una madera retorcida desde la tierra, más que los otros árboles parecidos.

"Si su carne se pudre alrededor de sus dientes o sus dientes son débiles, ponga cenizas calientes de la vid en vino, como si deseara hacer lejía. Entonces lávese los dientes y la carne alrededor de ellas con ese vino. Hágalo a menudo, sus encías se curarán y sus dientes serán fuertes. Aunque sus dientes estén sanos, este lavado los beneficia y se ponen bonitos".

Violetas, bálsamo de
Veilchensalbe
Unguentum Violae odoratae

Composición: Extracto de hojas y flores de violetas, grasa de cabra y aceite de rosas.

Indicaciones: Cáncer de senos, formación de quistes (en los senos, riñones u ovarios), miomas, daños por radiaciones (usar antes y después del tratamiento), mastopatías, inflamación de los ganglios linfáticos, úlceras. Dolores de cabeza causados por sinusitis. Está indicada también para el tratamiento de las cicatrices.

Modo de empleo: Extender la crema varias veces al día sobre los nódulos cancerígenos del pecho o las cicatrices mediante un masaje circular desde los bordes hacia el centro. En el caso de un tratamiento mediante radiación igualmente se aplica la crema mediante un masaje circular desde los bordes hacia el centro al menos dos veces diarias.

En casos de dolores de cabeza se debe dar masaje con la crema en la frente, las sienes y la nuca.

Para el tratamiento de los miomas el farmacéutico puede preparar óvulos vaginales. Estos óvulos vaginales se introducen en la vagina y se dejan actuar durante la noche. La duración del tratamiento será de unas cuatro semanas.

Indicaciones complementarias: La crema de violetas ocupa el primer lugar entre los remedios de Santa Hildegarda para curar las heridas. Ninguna otra crema es capaz de ayudar y aliviar tan rápidamente

Esta crema "elimina" todo lo dañino y termina, gracias a la eficacia de sus componentes, con las reacciones inflamatorias en cadena. Los aceites esenciales fortalecen las capas protectoras más externas de la piel y ayudan a los propios corpúsculos del sistema inmunitario en la protección frente a los microorganismos (bacterias) y a las influencias agresivas del medio ambiente.

De la fitoterapia científica: La magnífica eficacia de la crema de violetas se basa en los valiosísimos elementos constitutivos de la violeta, entre los cuales especialmente se encuentran sus aceites esenciales. En el aceite esencial de violetas encontramos aceites etéricos con el característico perfume a violeta que tienen una fuerte acción antioxidante y capturadora de radicales libres. El aceite esencial de violetas posee una clara acción antiséptica, antimicrobiana, antiviral y antimicótica, por eso es considerado como el mejor remedio para curar las heridas.

También se ha demostrado que la fuerza de la acción antiinflamatoria de las violetas es comparable con la que desarrolla la cortisona.

Todas las partes de la planta de la violeta contienen el alcaloide violina (alcaloide violín) con una fuerte acción antitumoral. Otros componentes de la misma categoría (alcaloides) ayudan contra las diversas formas de cáncer.

Violetas, bálsamo de
Veilchensalbe (Virita balm)

Unguentum violae cum rosatae, salviae et geraniae

Componentes: Grasa de coco, crema y aceite de girasol, aroma de violetas, extracto de espelta, aceite esencial de rosa y de geranio.

Indicaciones: Crema universal para heridas y zonas de la piel delicadas (escote y zonas íntimas), neurodermitis, quistes, nódulos, alergias y picores, verrugas, arrugas, herpes de labios y genital, alergias cutáneas, eccema, cándidas.

Uso: Hay que extender diariamente la crema mediante un ligero masaje en las zonas afectadas con Virita Balm hasta que se note mejoría.

En los casos de nódulos cancerígenos del pecho o cicatrices extender la crema, varias veces al día, por la zona afectada mediante un masaje circular desde los bordes hacia el centro. En el caso de un tratamiento mediante radiación igualmente se aplica la crema mediante un masaje circular desde los bordes hacia el centro al menos dos veces diarias.

Notas complementarias: Esta crema cosmética no es una receta original de Santa Hildegarda sino una variante refinada de la crema de violetas sin el olor intenso de la grasa de cabra. Sin embargo, gracias a sus componentes se utiliza para las mismas indicaciones que la clásica pomada de violetas según Santa Hildegarda.

De la fitoterapia científica: El valioso aceite esencial de rosas ayuda en los casos de pieles secas y arrugadas, también en casos de desarreglos hormonales. El aceite esencial de rosas calma el dolor, elimina los calambres, es un potente agente antiviral, antimicótico, (antibacteriano) regenerador de las células y revitalizador.

El auténtico aceite esencial de rosas fortalece la eficacia de todos los demás componentes de cremas y preparados, multiplicando por diez su efecto.

Violetas, agua de
Velichenblüten-Wasser (Virita)
Aqua violae

Composición: Violetas, resina de liquidámbar oriental, bálsamo de Tolú, aceites esenciales, flores de caléndula, brezo, esencia de rosa, saúco negro, flores de tilo, suero de leche, extracto de espelta y agua.

Indicaciones: Para la curación y la limpieza profunda de pieles heridas o irritadas, especialmente en casos de neurodermitis o psoriasis; para problemas de pieles sucias, heridas, secas o arrugadas; para las pieles secas y delicadas de los hombres, en caso de heridas y después del afeitado; para la revitalización de la piel en casos de tensión en el rostro y los ojos, especialmente después de trabajar con el ordenador y en situaciones de irritación o inflamación de los ojos.

Utilización: Rociar la cara o las partes afectadas del cuerpo varias veces al día. El agua de violentas es lo primero que se debe usar después de la ducha para la regeneración de la piel. Con el vaporizador humedecer de forma moderada, la cara, zonas del cuerpo o las axilas y también las zonas íntimas y dejar actuar.

De la fitoterapia científica: Los componentes activos de las violetas favorecen la curación de las heridas. Las violetas son el remedio curativo más potente para las heridas cuando se trata de enfermedades de la piel o para proteger el cuerpo ante tumefacciones, nódulos, verrugas y degeneraciones cancerígenas. La utilización diaria aumenta la fuerza del sistema inmunitario de la piel y crea una sensación agradable que repercute en el cuerpo y en el alma.

Zaragatona, semillas de
Flohsamen
Semen Psylli

Indicaciones: Regulación intestinal en casos de estreñimiento crónico, limpieza natural del intestino de materias putrefactas o enmohecidas (los productos de desecho cancerígenos del metabolismo como escatol, indol, fenol, por ejemplo) producidas después de comer platos muy ricos en carne. Para bajar el índice alto de colesterol y de azúcar en sangre y para la disminución de las piedras en la vesícula. En casos de hemorroides (también durante el embarazo) y fisuras anales. Para después de operaciones en la zona rectal. En caso de inflamación intestinal (intestino poroso o permeable, enfermedad de Crohn, colitis ulcerosa y colon irritable.

Utilización: 5 g de semillas de zaragatona (una cucharadita de café) mezcladas con el líquido necesario. En caso de necesidad tomar de 5 a 15 g de semillas de zaragatona al día.

De la fitoterapia científica: En la cáscara de las semillas de todas las variedades de plántago se encuentran valiosas mucinas (sustancias gelificantes) que están emparentadas con azúcares como la galactosa, la xilosa o la arabinosa.

Estos hidratos de carbono complejos son útiles, en tanto que fibras, para la regulación intestinal. En una única cucharadita (CC) de semillas de zaragatona hay tanta fibra como en 14 cucharaditas de salvado de avena.

Además, la mucina de la zaragatona puede atrapar y expulsar todos los alérgenos tóxicos y productos de desecho del intestino. La zaragatona cumple este cometido de forma óptima y no así las semillas de lino, porque el lino actúa como si fuera un ladrón de las valiosas vitaminas y minerales del intestino. Esta planta medicinal tiene un poder absorbente muy fuerte, un solo gramo de semillas captura 20 ml de agua (índice de absorción de 20), por eso las heces se vuelven más voluminosas y se expulsan más fácilmente.

Zaragatona, galletas de
Flohsamen-Kekse

Contenido: Cáscaras de semillas de zaragatona, azúcar integral de caña, aceite de girasol, huevos, gelatina de membrillo, harina de espelta, copos de espelta, levadura en polvo de crémor tártaro, ralladuras de piel de limón y de naranja, azúcar vainillado, canela y nuez moscada.

Indicaciones: Ayuda universal para la digestión, para acelerar el tránsito intestinal y para la expulsión de los gérmenes patógenos.

Indicaciones de uso: Se comen de 3 a 5 galletas al día —es importante no superar esta cantidad— y, con cada galleta, se bebe un vaso de agua o un vaso de infusión de hinojo. En casos de propensión o cuando el estreñimiento dure más de dos semanas, hay que consultar enseguida a un médico.

Las galletas de zaragatona no deberían ingerirse en caso de dolores gástricos o intestinales, indisposición o vómitos, o cuando el estreñimiento dura más de 2 semanas.

Las galletas tienen que tomarse con la cantidad de líquido indicada para disminuir las molestias al deglutirlas o evitar atragantarse al comerlas.

De la fitoterapia científica: Además del 5% de aceites grasos, las semillas de zaragatona contienen hasta un 12% de mucinas-polisacáridos que se localizan exclusivamente en la piel exterior de la semilla. Su índice hidrófilo (capacidad de absorción de agua e hinchamiento) oscila entre 6 y 9. Las mucinas-polisacáridos son el principio activo. Así, gracias a su poder hidrófilo aumenta el peso de las heces y se logra un tránsito intestinal más acelerado.

Santa Hildegarda escribe en el Libro de la Physica, Capítulo XXIV:
"La zaragatona es de naturaleza fría, pero, a pesar de este frío, tiene una moderación agradable. Si alguien la cuece en vino y bebe este vino caliente, contendrá las fiebres fuertes. Hace feliz a quien tenga la mente agobiada, debido a su dulce moderación. Fortalece el cerebro por su frialdad así como por su moderación, y le ayuda a restaurar la salud".

Zaragatona, vino de
Flohsamen-Wein
Vinum Psyllii

Indicaciones: Es más suave que la zaragatona pura para casos de inflamación intestinal, colitis ulcerosa, enfermedad de Crohn, estreñimiento, diverticulitis, fiebre alérgica, erupciones cutáneas con fiebre alta en casos de escarlatina, sarampión, rubeola, en caso de alergias, neurodermitis, picor, eczema, depresiones y cambios de humor.

Preparación: Se cuecen tres cucharadas soperas de zaragatona en 1 l de vino a fuego vivo durante tres minutos, se cuela enseguida y se guarda en una botella a temperatura ambiente.

Indicaciones de uso: Tomar tres veces al día un vasito (20 ml) antes de comer durante cuatro semanas.

Indicación complementaria: El vino de zaragatona se usa el lugar de la zaragatona y así las mucosas no son irritadas por la piel (cáscara) de las semillas.

Santa Hildegarda escribe sobre la zaragatona en el Libro de la Physica, Capítulo XXIV:

"La zaragatona es de naturaleza fría, pero, a pesar de este frío, tiene una moderación agradable. Si alguien la cuece en vino y bebe este vino caliente, contendrá las fiebres fuertes. Hace feliz a quien tenga la mente agobiada, debido a su dulce moderación. Fortalece el cerebro por su frialdad así como por su moderación, y le ayuda a restaurar la salud. Quien tenga fiebres en su estómago debe cocer la zaragatona en vino. Quite entonces el vino, y ponga la zaragatona en un paño. Átelo encima de su estómago y manténgalo allí mientras siga estando caliente. Expulsará las fiebres lejos de su estómago".

ÍNDICE DE INDICACIONES

(PROBLEMAS, PERTURBACIONES, DOLORES...)

ÍNDICE DE REMEDIOS

(POR ORDEN ALFABÉTICO...)

ANEXOS

ANEXO I

Compilado por Juan Antonio Timor Pineda (traductor)

Planes terapéuticos

Acné
Alergia
Anemia
Anorexia
Ansiedad y depresión
Asma
Borreliosis (Enfermedad. de Lyme)
Calcificación articular (hombro)
Cáncer de pecho
Cataratas
Catarros y gripes
Cistitis
Colitis ulcerosa
Colesterol
Corazón
Esclerosis
Eccema atópico y Dermatitis
Herpes Zóster
Hígado
Lupus
Memoria, aprendizaje y concentración
Menstruación dolorosa, menopausia
Nauseas y vómitos
Otosclerosis
Parkinson
Psoriasis
Reumatismo artritis, gota
Riñones
Sistema nervioso
Virus

ACNÉ

Consultar el libro "Como tratar las enfermedades de la piel según Santa Hildegarda de Bingen"

PLAN TERAPÉUTICO:

ASH (*Análisis de Sangre Hildegardiano. Se realiza en la fase lunar de la luna nueva y tiene unos efectos terapéuticos muy importantes. Lo han de realizar médicos o ATS bien formados.)*

Sanación intestinal.

Ventosas con escarificación.

Eliminación de focos infecciosos (dientes, amígdalas, glándulas suprarrenales).

Terapia de sauna.

Masajes con cepillos; Aumento de la exposición al **aire puro, Agua de mar**; **Desintoxicación del hígado** con caléndula e infusión de lavanda, así como miel de castañas;

Compresas de verbena; sobre todo **empezar con una semana de ayuno y oración**, según Santa Hildegarda y un **cambio de dieta** para basar la alimentación en la espelta, frutas, legumbres y verduras.

Como uso tópico, se puede utilizar **la mascarilla limpiadora de lavanda o de meliloto.**

Limitar el consumo de productos lácteos de vaca excepto la mantequilla; restringir el consumo de grasas animales en la carne, las salchichas y el queso; renunciar al alcohol, a la nicotina, al café, a los dulces; realizar la higiene personal sólo con jabones y productos naturales, sin desodorantes químicos, así como para el lavado de la ropa, evitar los medicamentos superfluos, perjudiciales para el intestino.

ALERGIA

Plan terapéutico:

Llevar un **collar de ónice y una pulsera de jaspe rojo** durante el periodo de la alergia

ASH

S**anación intestinal**.

Desintoxicación del hígado

Ventosas con escarificación.

Genciana

Vino de Zaragatona

Comino en polvo

Bálsamo de violetas

ANEMIA

Plan terapéutico:

Incluir en la dieta estos alimentos y remedios:

Los membrillos

La remolacha roja

El **hígado de pollo** preparado con salvia es un manjar y un remedio para la anemia.

El Pelitre.

La Bebida de Ajenjo.

Hígado de siluro:

Infusión de cardo bendito (Centaurea benedicta)

ANOREXIA

Las enfermedades psicosomáticas, son enfermedades del alma, que tienen un reflejo físico.

Hay que ver qué circunstancias le han llevado a esa situación, el grado de consciencia que tiene de su problema y cuanto confía en el Señor para que la saque de allí.

La milenrama es la que cura las heridas interiores y exteriores. Por eso se recomienda tomarla en infusión en vino para las heridas del alma.

ANSIEDAD – DEPRESIÓN – MELANCOLÍA

Consultar el libro "Adiós tristeza como superar la Depresión según Santa Hildegarda de Bingen"

PLAN TERAPÉUTICO PARA VOLVER A CENTRAR NUESTRO ESTADO INTERIOR:

- **La neutralización de la bilis negra (que produce ataques de ira o de tristeza)**
- **El ASH (es muy importante para neutralizar la bilis negra)**
- **La sanación intestinal (para sanar la microbiota)**
- **El movimiento** como recurso terapéutico (gimnasia, ciclismo, senderismo, natación o el baile, activan el metabolismo en general).

REMEDIOS IMPORTANTES:

- **Pelitre** (2-3 pizcas como especia para cocinar)
- **Espelta** (todos los días como Habermus o espelta desayuno copos)
- **Zaragatona** (semillas) (3 veces al día espolvorear 1 cucharadita sobre los alimentos)
- **Hinojo** (tres veces al día 3-5 tabletas antes de comer y también beber infusión de hinojo)
- **Vino apagado** (beber a diario una o más veces al día 1 copita, 20 cl)
- **Pimienta cubeba** (Mastique 3-5 bolitas)
- **Almendras** 5-10 masticándolas bien.
- **Galletas de la alegría y la inteligencia** (de 3 a 5 diarias)

Una pulsera o un collar de **calcedonia,** acompañado de una pulsera o collar de **jaspe rojo** es un buen remedio contra la ansiedad.

Raíz de iris (lirio) en polvo. (Contra los trastornos nerviosos y la confusión mental)

A una sopa clara de harina de espelta añadir un poco de sal y una cucharadita de polvo de raíz de lirios

ASMA

El "Manual de medicina de Santa Hildegarda" del Dr. Strehlow, indica varias posibilidades que han sido probadas:

Plan terapéutico:

La escarificación (incluso en caso de emergencia)

Bebida de bayas de enebro

La bebida de eneldo y apio

Cura con la bebida de Escolopendra

BORRELIOSIS (ENFERMEDAD DE LYME)

Plan terapéutico:

Justo después de la picadura de la garrapata (En caso de una la picadura local y si se crean círculos que van creciendo alrededor del picotazo en las primeras etapas de una borreliosis) :

Lo antes posible:

Pelitre (2, 3 g al día)

Bálsamo de Milenrama a nivel local y mejor con unas gotas de aceite esencial de Cistus ladaniferus

Emplastes de arcilla verde en las zonas inflamadas

Además:

ASH
Sanación intestinal (con el electuario de peras)
Bebida de lentejas de agua
Vino de galanga y pelitre) (1 cc de cada especia en 30-40 ml de vino tinto y hervirlo 3-4 minutos y tomarlo todas las tardes durante 4 semanas)
Dieta básica de Santa Hildegarda

CALCIFICACIÓN DE UN HOMBRO (O DE UNA ARTICULACIÓN):

Plan terapéutico recomendado:

Ventosas con escarificación
Caldo de pie de ternera,
Granos de espelta cocidos (dos veces al día)
Pelitre tres (veces al día).
Crema o bálsamo de ajenjo para las articulaciones
Mezcla de polvos de apio

CANCER DE PECHO

Consultar el libro "Cáncer y debilidad del sistema inmunitario según santa Hildegarda"

Plan terapéutico:

ASH
Sanación intestinal (con el electuario de peras)
Ventosas con escarificación
Pomada o bálsamo de violetas.
Bebida de lentejas de agua.
Dieta antitumoral. (ver el libro "Curar por la Alimentación" del Dr. Strehlow)

Bálsamo de violetas en los senos o en la zona afectada por el tumor. El bálsamo se aplica con un ligero masaje 2-3 veces al día de forma circular desde el borde hasta el centro y también en la zona irradiada, si fuera el caso.

CATARATAS

Plan terapéutico:

ASH
Sanación intestinal (con el electuario de peras)
Ventosas con escarificación
Pelitre raíz en polvo
Hinojo Comprimidos
Ajenjo (bebida de)
Topacio Imperial con vino
Poleo menta, vinagre y miel
Escarificación con ventosas

CATARROS Y GRIPES

Plan terapéutico:

Mezcla de polvos de pelargonio
El aceite de ajenjo (para la tos)
La bebida de marrubio
Remedio para la tos (1 de hinojo + 3 de eneldo):
Bebida de verbasco e hinojo para la ronquera

CISTITIS

PLAN TERAPÉUTICO:

Pelitre raíz en polvo
Pimienta cubeba en granos:
Hojas de salvia:
Caldo de pie de ternera: (Realizar una cura de varios meses, tomando 2 veces al día.)

Si alguien tiene dificultad para elaborar el caldo de pie de ternera en casa, puede comprarlo ya elaborado en Casa Santa Hildegarda.

Remedio de la fitoterapia tradicional (no hildegardiano)
Gayuba en infusión (Uva ursis)

COLESTEROL

Consultar el libro "Curar por la alimentación según Santa Hildegarda".

Un nivel normal de colesterol es vital para el equilibrio mental **Los niveles bajos de colesterol pueden provocar cáncer y anemia.** Sólo cuando el nivel de colesterol excede el nivel normal de 200mg más la edad del paciente por cada 100ml puede llegar a ser peligroso para el organismo.

Cantidades excesivas de huevos, carne de vacuno, mantequilla, miel y vísceras pueden aumentar los niveles de colesterol aunque el nivel de colesterol depende muy poco de los alimentos, y mucho del estilo de vida estresante.

COLITIS ULCEROSA

El Dr. Strehlow, en su libro "La Salud del Aparato Digestivo", enumera una serie de remedios:

Caldo o sopa de judías blancas secas:

Sanación intestinal con el electuario de peras e Hinojo de los Alpes:

Semillas de Zaragatona

Comino en polvo

Pelitre (Anacyclus pirethrum) en las comidas para reforzar el sistema inmunitario y evitar procesos alérgicos e inflamatorios.

Introducir la espelta en la dieta diaria, (prescindiendo del trigo en cualquiera de sus formas).

Caldo de pie de ternera (durante varios meses tomando 2 veces al día).

(Si alguien tiene dificultad para elaborar el caldo de pie de ternera en casa, puede comprarlo ya elaborado en Casa Santa Hildegarda)

CORAZÓN

Consultar el libro “ La salud del corazón y la circulación” del Dr. Strehlow

PEQUEÑA CURA DEL CORAZÓN

Plan terapéutico:

Tomar diariamente después de comer **1 comprimido de galanga y luego 20ml de bebida de perejil caliente.**

Duración de la cura de 4 a 8 semanas.(También se puede, para fortalecer el corazón, tomarlo durante 6 meses).

GRAN CURA DEL CORAZÓN

Plan terapéutico:

Fenogreco granulado:

Mezcla de polvos de fenogreco: (Pimienta blanca, comino y fenogreco en polvo.

Bebida de Hinojo

DESATASCAR LAS ARTERIAS

Dictamnus Albus: para prevención de la arterioesclerosis, especialmente con tensión arterial alta, en casos de peligro de trombosis y de embolia.

PARA FORTALECER EL CORAZÓN

Comprimidos de Dictamnus-Galanga-Pilosela.

PARA LA HIPERTENSIÓN E HIPOTENSIÓN

Vino de perejil y miel (para regular la hipotensión y la hipertensión)

DERMATITIS Y ECCEMA ATÓPICO

Para más detalles: ver el Libro "Curar las enfermedades de la piel" del Dr. Strehlow

Compresas calientes y húmedas con hojas de morera y baños de hojas de morera **Emplastos con arcilla verde,**
Dieta a base de espelta, frutas, legumbres y verduras,
Ayuno días con espelta y días solo a base de manzanas,
ASH,
Sanación intestinal (con peras e hinojo de los Alpes)
Sauna con vapor de castañas y avena,
Evitar los jabones alcalinos usando el vinagre de vino, el ácido acético y agua para mejorar el manto ácido protector de la piel.

ESCLEROSIS LATERAL AMIOTRÓFICA (ELA) o ESCLEROSIS MÚLTIPLE

Plan terapéutico:

Santa Hildegarda utiliza la **Bebida de cenizas de endrino** para esta enfermedad. Esta bebida la tenemos ya preparado en Casa Santa Hildegarda

Además, **el pelitre** en dosis altas de dos cucharaditas al día.

Dado que se trata de una enfermedad crónica, el tratamiento debe llevarse a cabo durante un largo período.

HEMORROIDES y VARICES

Plan terapéutico:

Becabunga, tintura de (Una especie de berros)
Zaragatona, semillas de
Caldo de pie de ternera, (antiinflamatorio y regenerador del conjunto de las mucosas gástricas e intestinales, elimina los dolores e incluso para hemorroides sangrantes.
La espelta limpia los vasos sanguíneos y protege sus células musculares de la degeneración y del deterioro
Extracto de cardo mariano

HERPES ZOSTER

Plan terapéutico:

Compresas de verbena.
Vino de raíz de galanga.
Bálsamo de violeta.

Plan terapéutico: para el dolor:

Vino de raíz de galanga.
Cataplasma de semillas de Lino (El dolor se calma rápidamente)

HÍGADO

PLAN TERAPÉUTICO:

Miel de Castañas

Bebida de Escolopendra

(En Casa Santa Hildegarda se vende ya hecha o se venden paquetes de hierbas para hacerla en casa)

Bebida de Moras árbol

Imperatoria

Bebida de lentejas de agua

LUPUS

PLAN TERAPÉUTICO:

Bebida de lentejas de agua;

El elixir o bebida de cenizas de endrino

MEMORIA, APRENDIZAJE Y CONCENTRACIÓN

PLAN TERAPÉUTICO:

Aceite de Ortigas

Castañas (Es el alimento por excelencia para el sistema nervioso: comer de tres a cinco castañas cocidas por día en un largo espacio de tiempo)

Galletas de la alegría y la inteligencia (o de los nervios)

Galletas de Tomillo serpol

Tomillo serpol en polvo

Pimienta cubeba en granos

MENSTRUACIÓN DOLOROSA Y MENOPAUSIA

PLAN TERAPÉUTICO:

Menstruación demasiado fuerte, demasiado dolorosa

Vino de ruda

Síndrome premenstrual, endometriosis, quistes de ovario

Ungüento de matricaria

Vino de lavanda

Aceite de Ortiga: (personas mayores que empiezan a perder la memoria)

NÁUSEAS Y VÓMITOS

Polvo de pimpinela, pimienta blanca y comino

OTOSCLEROSIS

La escarificación alivia de manera particularmente eficaz en los casos de debilitamiento de los órganos de los sentidos y en todas las enfermedades y molestias de la zona de la cabeza. El oído es, según Hildegarda, la sede del centro de la salud. Existe una estrecha correlación entre la digestión y el oído.

Polvos para el oído (polvos de orégano):

PARKINSON

PLAN TERAPÉUTICO:

Galletas de la alegría y la inteligencia (o de los nervios)
Mezcla de polvos de semillas de apio
Bebida de Cedoaria,

PARÁSITOS INTESTINALES Y LOMBRICES

PLAN TERAPÉUTICO:

Cura con las "almendras" del hueso de las cerezas para el dolor de estómago

Tratamiento con la b*ebida antiparásitos a base de: de nogal, vinagre, ortiga, gordolobo y miel *para los gusanos y otros parásito.)

PSORIASIS

La psoriasis es una enfermedad recurrente, recidivante-intermitente. Como casi todos los problemas de la piel, la psoriasis es una enfermedad autoinmune, el propio sistema de defensa del cuerpo conduce a una destrucción de la superficie de la piel. La artritis reumatoide, puede tener una evolución en la llamada artritis psoriásica.

PLAN TERAPÉUTICO:

Hiel de liebre. (no vale la de conejo)

Aceite de árbol del té. (Melaleuca) (Puede disolverse en leche de cabra.)

Salmuera de arenque.

REUMATISMO, ARTRITIS, GOTA

PLAN TERAPÉUTICO:

El pelitre tiene efectos antiinflamatorios.

Los membrillos

Vino de zumo de plántago

El elixir de cenizas de endrino o espino negro *(Existe en Casa Santa Hildegarda)*

La cura de oro.

Ventosas/escarificaciones en la zona afectada

El clavo de olor (en caso de gota)

Bálsamo de ajenjo para las articulaciones.

Aceite de oliva con esencia de rosas

Apio en polvo es el mejor remedio para el reumatismo, poliartritis, Parkinson, temblores, "Tics nerviosos":

RIÑONES

PLAN TERAPÉUTICO:

Bebida de ajenjo

Pomada de ruda

Remedio de la medicina tradicional (no hildegardiano) para las infecciones del riñón:

Tomar una cucharada de vinagre en ayunas (puede diluirse con agua). Para niños y embarazadas, tomar media cucharada.

TROMBOS Y TROMBOSIS

Consultar el libro " La salud del corazón y la circulación" del Dr. Strehlow

Plan terapéutico:

Comprimidos de galanga de 3 a 6 comprimidos al día en las comidas
Hinojo Sivesán diariamente
Comer espelta tres veces al día

ANEXO II

VIRUS Y CORONAVIRUS

Dr. Wighard STREHLOW. Marzo 2020

El mayor peligro no viene de los virus, sino de la baja inmunidad de las personas estresadas y sin Dios, que además comen comida basura.

¿Tiene sentido la vacuna contra la gripe? Debido a que los virus de la gripe mutan y cambian continuamente, la vacuna debe ser adaptada cada año. Una vacuna del año anterior no puede tener ningún efecto sobre la gripe de la próxima temporada.

¿Qué daños causa la vacunación antigripal? Todas las vacunas contienen antígenos de neuraminidasa y hemaglutinina; esto hace que los glóbulos rojos se aglomeren lo que puede causar una embolia o una trombosis. La vacunación debilita todo el cuerpo y especialmente el sistema inmunológico abriendo la puerta a la enfermedad.

¿Cuáles son los componentes de las vacunas? La vacunación contra la gripe expone a la acción de los coadyuvantes de la vacuna, que son neurotóxicos y cancerígenos, y que no sólo son peligrosos para las personas en estado de debilidad. Algunos componentes están incluso protegidos bajo "secreto de laboratorio" y son desconocidos incluso para los servicios administrativos pertinentes. La gente no sabe que las vacunas contienen células genéticamente modificadas, venenos neurológicos y alérgenos, como el aluminio neurotóxico, células de fetos abortados, formaldehído cancerígeno y muchos otros ingredientes.

Las vacunas también contienen aditivos Contienen virus atenuados (sarampión, paperas, rubéola) o inactivos (hepatitis A, meningoencefalitis transmitida por garrapatas FSME, polio, rabia). En Alemania, la vacuna contra la gripe contiene virus "muertos" inactivados, es decir, virus inactivados o componentes de virus de la gripe. Sales de aluminio: pueden causar el desarrollo de la enfermedad de Alzheimer y ciertas formas de cáncer, como el cáncer de mama, o pueden desencadenar el desarrollo de enfermedades autoinmunes. Fibroplastos de pulmón humano: células producidas por fetos humanos abortados. Estas células también se utilizan en las vacunas contra la hepatitis A, la varicela, la polio o la rabia. Formaldehído: cancerígeno, según la OMS. Antibióticos: se añaden a los componentes de las vacunas para evitar la propagación de gérmenes nocivos; paralizan la respuesta inmunológica innata o natural causando daños a la flora intestinal. Proteínas extrañas, por ejemplo, tejido embrionario humano o proteínas de huevo: son restos del proceso de fabricación. Se inyecta una proteína extraña en el músculo deltoides altamente irrigado. Esto es antinatural. La proteína extraña puede provocar reacciones alérgicas o incluso shocks alérgicos graves.

¿Cuáles son los síntomas de la infección? El virus de la gripe: La gripe comienza repentinamente con fiebre, dolores musculares y/o dolores de cabeza. A menudo se acompaña de tos seca. Sin embargo, no todos los pacientes se enfermarán de la misma manera.

Coronavirus: Según los carteles en los aeropuertos, todos los pacientes deben tener cuidado si tosen, tienen fiebre y dificultades respiratorias. En los casos graves, el pulmón está afectado (lóbulos inferiores), esos son los típicos signos de neumonía viral.

¿Cómo defenderse? Con los remedios clásicos:

Dieta de Santa Hildegarda (a base de espelta, frutas, legumbres y verduras)

Caminar diariamente al aire libre durante al menos 45 minutos.

Disfrutar del sol alrededor del mediodía durante 15 minutos. Cuando la sombra es más larga que el cuerpo, tomar de 5.000 a 10.000 UI de vitamina D3.

Dormir bien, beber mucha infusión de hinojo... Si sigue estos consejos sencillos, su sistema inmunológico se mantendrá sano y será mucho menos probable que se enferme.

El tratamiento para la gripe de la Medicina de Santa Hildegarda:

Agua floral de violetas Rociar la cara, la boca, las manos y cualquier otra superficie expuesta varias veces al día.

Polvo de raíz de regaliz en infusiones y decocciones. 1 o 2 cucharaditas en una taza de agua hirviendo. Dejar reposar durante 5 minutos y colar; beber de 1 a 2 veces al día, máximo durante 4 a 6 semanas.

El extracto de regaliz y rosas como preventivo después de las comidas. Tomar 2 a 3 veces al día, 1⁄2 cucharadita para prevenir el coronavirus pero también contra los dolores de estómago, garganta y esófago. Si crees que estás infectado, entonces toma 3 veces al día, 1⁄2 a una cucharadita, durante un máximo de 4 semanas. Resultados de la investigación, recomendados por el Dr. Dietrich Klinghardt (Instituto de Neurobiología): "La tintura madre de regaliz contra el corona virus". «Jeffrey I. Cohen: «Licking latency with licorice.» The Journal of Clinical Investigation 115.3 (2005): 591-593. Un extenso estudio muestra que el tratamiento de las células infectadas por el virus del herpes (HSV) con ácido glicirrícico GA —un componente del regaliz— reduce el crecimiento del virus y mata las células infectadas.

Los efectos del extracto de regaliz

El extracto de la raíz de regaliz (latín: Glycyrrhiza glabra) se utiliza para tratar la inflamación del tracto respiratorio superior y el esófago, las úlceras de estómago y duodeno, el dolor de garganta, la bronquitis, la tos, la artritis, la insuficiencia suprarrenal y las enfermedades alérgicas. El ácido glicirrícico GA impide la multiplicación de varios virus, entre ellos el herpes, el VIH y el coronavirus del SARS. En el laboratorio se ha comprobado que el tratamiento del herpes labial con tintura madre de raíz de regaliz suprime el dolor y limita la formación de ampollas. El extracto de la raíz de regaliz (TM) también es capaz de prevenir el desarrollo del virus de Epstein-Barr. Okamoto, Hitoshi, Daisuke Yoshida y Shigenobu Mizusaki lo demostraron en su estudio ("Hemmung von 12-O-O-Tetradecanoylphorbol-13-Acetat-induzierte Induktion in Epstein-Barr Virus frühen Antigen in Raji-Zellen."). Krebsbriefe 19.1 (1983): 47-53). **Precaución: El regaliz es hipertensor**, por lo que no se recomienda tomarlo si se tiene la tensión arterial alta.

PARA FORTALECER NUESTRO PROPIO SISTEMA INMUNOLÓGICO:

Bebida de lentejas de agua

Se usa para la prevención contra la debilidad inmunológica, los enfriamientos, las infecciones virales, las inflamaciones crónicas y especialmente contra la "precancerosis" y el cáncer. Uso: todos los días 1 vasito de licor (30 ml) antes del desayuno y otro antes de acostarse.

La mezcla de polvos de Santa Hildegarda para aumentar la inmunidad. Esta mezcla de polvos refuerza el sistema inmunológico personal. Para la protección contra la gripe y la prevención del cáncer, hemos reunido 4 de las especias más fuertes de Santa Hildegarda para estimular varios procesos de curación simultáneamente, gracias a sus componentes: **jengibre, galanga, pelitre y canela** de Ceilán en proporciones iguales.

Ponga a hervir una cucharadita rasa de café de esta mezcla de polvos en un vaso de vino durante un minuto y bébalo caliente a sorbitos.

Mezclar 2 cucharaditas rasas de café de esta mezcla de polvos con 250 g de miel y untar 1-2 cucharaditas diarias en pan de espelta.

Bebida de lentejas de agua Bio. Incluso se puede aumentar el efecto terapéutico de la bebida de lentejas de agua añadiendo de 2 a 4 cucharaditas (10-20gr) de **la mezcla de polvos de Santa Hildegarda** a 500 ml de bebida de lentejas de agua; hervirlo todo durante 1 minuto y volver a ponerlo en el mismo frasco, sin colar. Usar como se describe arriba.

Bebida de ajenjo

Con Santa Hildegarda empezamos una cura preventiva de la gripe cada primavera. Muchos pacientes sensibles a la gripe atestiguan que ya no tienen la gripe (o sólo muy débilmente), desde que protegen sus mucosas de los resfriados del tracto respiratorio con ajenjo amargo. Uso: día sí y día no, 1 vasito de licor (30ml) antes del desayuno de mayo a octubre.

Mezcla de polvos de geranio (Robertiano o pelargonio)

Para prevenir la gripe viral, los resfriados, la tos y la ronquera

Nuez moscada en polvo

En otoño e invierno, este polvo se toma desde los primeros signos de enfriamiento. La membrana mucosa de la nariz se activa por el olor agradable, por lo que los virus no tienen oportunidad de entrar y son rechazados inmediatamente por la nariz.

El spray perfumado de pelargonio antibacteriano, antiviral y antifúngico. Rociar para desinfectar, en el dorso de la mano para oler, o en la habitación, o por la noche en la almohada. ¡No rociar nunca directamente sobre la cara!

Zumo de frambuesas con galanga en polvo: contra la fiebre viral y de la gripe.

La bebida de escolopendra: En casos de tos severa, infección viral, bronquitis, asma, hígado y pulmón. La cura dura de 4 a 6 semanas. En la primera semana, tomar 3 veces al día 1 copa de licor después de cada comida, luego durante 6-8 semanas antes y después de las comidas. La bebida de escolopendra es uno de los mejores remedios hildegardianos, cuando un problema pulmonar se vuelve crónico.

Mezcla de polvos de Marrubio
Durante una gripe viral, un resfriado, una tos, una ronquera (excepto para la tosferina o la bronquitis con una tos grasa)

La cura de oro de Santa Hildegarda
Para la prevención del herpes labial y la gripe viral, hay una cura básica, que se hará en otoño. Receta: 1,2 g de polvo de oro (se puede encontrar en casa Santa Hildegarda), 2 cucharadas de harina de espelta, 2 cucharadas de agua; mezclarlas y hacer una pasta que se divide en 2. El primer día, comemos la primera porción de masa cruda antes del desayuno. Al día siguiente, comemos la segunda parte antes del desayuno, después de hornearla durante 5 minutos a 180º. El efecto beneficioso dura 1 año.

Vino de imperatoria: para altas fiebres bacterianas.

Electuario de peras con hinojo de los Alpes (Meum Athamanticum) para tener una buena inmunidad

Comprimidos de pelitre
Ideal para la higiene bucal.

El "sistema inmunológico espiritual" para la prevención de todas las enfermedades
En situaciones de miedo y estrés y cuando tenemos miedo de ser contaminados, la amígdala del cerebro envía hormonas de estrés: el cerebro está menos irrigado, la sangre se desvía hacia los brazos y las piernas para luchar contra este estrés. El resultado es un estado de desarmonía cognitiva. Es fácil imaginar que no se pueden tomar decisiones acertadas en estas condiciones. El que además de eso come "comida basura", ensucia su cerebro. ¡Desintoxica tu cerebro de todas las influencias y pensamientos negativos! Cuida las 35 virtudes positivas de tu alma. De esta manera se

estimula el crecimiento de nuevas células nerviosas (neurogénesis) y se activan nuevas regulaciones y un nuevo estado de ánimo (neuroplasticidad).

Piensa que has sido creado a imagen y semejanza de Dios y que el cerebro es una obra maestra divina, que necesita estar conectado con Dios (mediante la oración y los sacramentos). Así se alcanza un "estado de energía divina", de amor, paz y felicidad.

Empieza de inmediato y ponte bajo la protección de Dios, incluso si te ves aplastado por las peores cargas.

Recita en voz alta el salmo 91 (90)

1 Tú que te refugias al amparo del Altísimo, que vives a la sombra del
Omnipotente,

2 di al Señor: «Refugio mío, alcázar mío, Dios mío, en quién confío».

3 Porque Él te librará de la red del cazador, de la peste funesta.

4 Te cubrirá con sus plumas, bajo sus alas te refugiarás: su fidelidad es
escudo y armadura. 5 No temerás los terrores de la noche, ni la flecha que
vuela de día, 6

ni la pestilencia que vaga en las tinieblas, ni la epidemia que devasta a
mediodía.

7 Aunque caigan mil a tu izquierda y diez mil a tu derecha; a ti no te al-
canzarán.

8 Con tus ojos, verás la paga de los malvados, y verás la retribución de los
pecadores 9 porque has hecho del Señor tu refugio, tomaste al Altísimo
por defensa.

10 No se te acercará la desgracia, ni la plaga llegará hasta tu tienda,

11 porque ha dado órdenes a sus ángeles para que te guarden en tus ca-
minos. 1

2 Te llevarán en sus palmas, no sea que tu pie se lastime contra una piedra;

13 caminarás sobre áspides y víboras, pisotearás leones y dragones. 1

4 « Puesto que se puso junto a mí: lo libraré; lo protegeré porque conoce
mi Nombre;

15 me invocará y lo escucharé. Estaré con él en la tribulación, lo defen-
deré, lo glorificaré, 16 lo saciaré de largos días y le haré ver mi salvación».

ANEXO III

VIRUS Y CORONAVIRUS

DIETAS CURATIVAS

Este libro, al ser un vademécum, no puede sustituir ni al Libro "Curar por la alimentación según Santa Hildegarda" ni a los demás que hemos traducido y que han sido publicados por Libros Libres, por eso solo citamos algunas dietas y animamos a leer esas obra tan importantes. Detallamos sólo (por falta de espacio) la Dieta Básica que nos servirá como ejemplo.

• DIETA BÁSICA SEGÚN SANTA HILDEGARDA •

Para dejar que las fuerzas anímicas de curación que nuestra alma posee puedan emerger y actuar libremente, Santa Hildegarda nos propone seis Reglas de Oro de la Vida:

1. **Que tu comida sea tu medicina.**
2. **Utilizar para recuperar y conservar tu salud los remedios que te proporciona la naturaleza.**
3. **Procurar una alternancia natural de sueño reparador y ejercicio adecuado.**
4. **Lograr un equilibrio razonable entre el trabajo, la lectura, la oración y el descanso; en el sentido del «ora et labora» benedictino.**
5. **Purifica tu cuerpo de tus toxinas.**
6. **Purifica tu alma de emociones y sentimientos negativos, problemas y conflictos mediante el ayuno.**

Estas seis reglas las podríamos concretar de una forma más práctica en nuestra vida, llevando un estilo de vida sano basado en esos principios. Cada uno debería sentirse responsable de sí mismo y tener en cuenta estos principios, practicarlos y observarlos cada día si quiere preservar su bienestar físico y psíquico. Sin estas reglas, no es posible conservar o recobrar la salud:

1. Elegir correctamente los alimentos.
2. Vivir en armonía con la naturaleza y el universo.
3. Lograr y mantener un equilibrio entre reposo y actividad, oración y meditación.
4. Establecer una adecuada proporción entre las horas de sueño y de vigilia, ya que esto es un factor de regeneración para los nervios agotados.
5. Favorecer la eliminación de toxinas y productos de desecho de la sangre, la linfa y el tejido conjuntivo.
6. Mejorar la salud espiritual y, por lo tanto, el sistema inmunológico, transformando las fuerzas negativas que son las preocupaciones, los deseos y las adicciones en fuerzas positivas como el amor y la alegría.
7. Para santa Hildegarda la falta de buenos hábitos o cualidades (virtudes), ocupa un lugar destacado entre las causas de las enfermedades.

La primera regla, la podríamos concretar siguiendo un régimen alimenticio a base de espelta, frutas, verduras, legumbres, carne de ave blanca y pescado blanco con escamas. Contra la inflamación de las mucosas, trastornos digestivos, etc...

Es muy conveniente empezar con una sanación intestinal, con el electuario de peras con la mezcla de especias de hinojo de los Alpes.

Plan de comidas diario (a modo de ejemplo):

DESAYUNO:

Habermus

COMIDA:

Siempre con algo de espelta en granos, pasta, perlado, e incluso pan.

Ensalada verde (lechuga romana o trocadero o batavia, se pueden añadir también canónigos.) aliñada con vinagre de vino, aceite, un poco de sal y una pizca de azúcar moreno (para que ningún sabor predomine).

Añadir siempre dos cucharadas soperas de caldo de pie de ternera (en la sopa, en las legumbres, en el caldo de verduras, etc...).

CENA:

Sopa de verduras con sémola de espelta, verduras (judías verdes, borrajas...) con granos de espelta cocidos y pan de espelta con humus (garbanzos cocidos triturados) o paté vegetal.

Añadir siempre dos cucharadas soperas de caldo de pie de ternera (en la sopa, en las legumbres, en el caldo de verduras, etc...).

POSTRES:

En la comida y la cena manzana asada o compota de manzana o pera asada o cocida u otras frutas cocidas 1 minuto o asadas. (evitar los venenos de la cocina)

SUEÑO REPOSO Y ACTIVIDAD:

Un sueño natural es el mejor modo de restaurar un sistema nervioso y un sistema de autodefensa débiles.

Consejos para un buen sueño:

- un baño tibio perfumado con lavanda (espliego)
- un cojín de betónica para percibir su aroma durante la noche,
- una piedra de Jaspe rojo que protege de las pesadillas, las palpitaciones y los dolores cardíacos.
- un vasito de vino "apagado" bebido a sorbos pequeños en compañía agradable
- comerse una taza pequeña de daditos de manzana cocidos, espolvoreados con semillas de amapola.

La espelta contiene 45 elementos minerales diferentes y los oligoelementos necesarios para la construcción corporal. ¡Los huesos no solo necesitan calcio!

Contiene, además, Tiocianato (también llamado rodamina) que es un protector muy potente del sistema inmunitario y ayuda a las células madre, capaces de regenerar tejidos. La espelta inhibe las inflamaciones intestinales, estimula y regula el sistema inmunitario y tiene, además, cualidades antialérgicas.

Santa Hildegarda nos advierte contra los alimentos crudos ya que son causa de muchos problemas digestivos y de infecciones por levaduras u hongos que en lugar de una digestión producen una fermentación con muchos gases nocivos y productos de desecho que, pueden atravesar las paredes intestinales y pasar a la corriente sanguínea y desencadenar una reacción violenta del sistema inmunitario que puede acabar atacando órganos o partes del cuerpo como si fuesen cuerpos extraños de los que hay que defenderse. En los cereales, frutas y verduras crudos hay elementos que son nocivos, si no son neutralizados por la cocción, como el ácido fitogénico (fitatos) que tiene tendencia a captar los oligoelementos y a sustraerlos a su función nutritiva.

Una alimentación con alimentos ricos en fibras, tiene una acción protectora, ante las infecciones del tracto intestinal y favorece el tránsito de los alimentos por el intestino para que no se queden estancados. Esto evita el estreñimiento y favorece la evacuación rápida de los desechos tóxicos de la digestión evitando su paso al riego sanguíneo.

Para esta dieta se necesitan los siguientes productos:

Sémola de espelta integral (no hibridada) según Dr. Hertzka
Granos de espelta (no hibridada) según Dr. Hertzka
Copos de espelta (no hibridada) según Dr. Hertzka
Hisopo hierba cortada
Tomillo Serpol
Mezcla de especias de Hinojo de los Alpes
Mezcla de especias con Fenogreco
Pelitre raíz en polvo
Galanga raíz en polvo

Todos están a la venta en la tienda online www.santahildegarda.es

• DIETA DE 3 DÍAS •
(para casos de enfermedades agudas)

Cuando alguien se enferma repentinamente, su cuerpo hace lo correcto instintivamente perdiendo el apetito y generando fiebre. Esto quema los virus y las bacterias, las toxinas y los productos de desecho se excretan y se forman nuevas células sanas. Tanto el Dr. Hertzka como el Dr. Strehlow) sugieren la siguiente dieta con tres niveles, sin importar la enfermedad que sea (conviene consultar el libro "Curar por la alimentación" ya citado):

En casos agudos:

En casos de fiebre, enfermedades infecciosas, envenenamiento, vómitos, diarrea, convulsiones, después de operaciones, enfermedades crónicas, régimen para recuperar fuerzas, agotamiento, convalecencia.

Día 1*:* Ayuno absoluto. No comer, sólo beber: infusión de hinojo sin endulzar, toda lo que la persona enferma quiera, si acaso con un biscote de espelta.

Día 2*: En el* segundo día de la enfermedad se puede tomar una sopa de espelta con un poco de sal y perejil En caso de diarrea, una sopa de harina de espelta fina por la mañana ha demostrado ser eficaz. En ningún caso se pueden tomar copos de avena, cebada o sopa de arroz, ya que puede causar estreñimiento. El segundo día, la persona enferma puede comer tantos biscotes de espelta como quiera, preferiblemente mojados en una infusión o en té. También trozos de manzana hervida (trozos cortados, no compota de manzana), con abundante agua y beber el agua de cocción.

Día 3*:* El tercer día (si no hay diarrea) se puede comer caldo de pollo y algo carne de pollo cocido sin piel. El vino apagado también es una buena bebida. Nada de fruta excepto las manzanas, mejor aún trozos de manzana, hervidos en agua. Esta dieta de tres días se mantiene para todos los casos de enfermedad. Si aparecen complicaciones en el curso de una enfermedad, siempre se puede volver a la dieta de tres días.

Día 4: Se permite el pan de espelta, integral o no, pastel de manzana con levadura pero no del día, fruta, carne (pollo o pavo) y verduras. A partir del tercer día, además de copos de espelta se pueden comer también copos de avena. También se puede volver a comer ensalada bien aliñada.
Atención: Nada de comida cruda, pero sí ensalada aliñada correctamente, biscotes de espelta, tarta de manzana del día anterior(no demasiado dulce), café de espelta e infusión de hinojo. Ni chocolate ni helados ni bebidas con gas.

• DIETA PARA CASOS DE ATAQUE AUTOINMUNE •

(En el libro "Curar por la alimentación" se encuentra mucha más información).

Régimen a base de espelta
Bebida de lentejas de agua
Bebida de ajenjo
Caldo de Pie de Ternera
Pelitre

• DIETA ANTITUMORAL Y DE CONVALECENCIA •
(según el Dr. Strehlow)

Consultar el libro "Cáncer y debilidad del sistema inmunitario según santa Hildegarda"

Por la mañana:
Habermus o rebanadas de espelta con mermelada de frambuesas, grosellas, moras o membrillos, (pero no de melocotón ni de ciruelas ni de fresas) y mantequilla, con infusión de hinojo o café de espelta.
Al mediodía
Pasta de espelta, sémola de espelta, verduras variadas, ensalada con granos cocidos de espelta, un poco de pescado o carne (pollo, cabra, cordero y alguna vez ternera pero nunca cerdo)

Por la noche

Una sopa vegetal según Santa Hildegarda.

Rebanadas de pan de espelta, nada crudo salvo una ensalada verde aliñada con aceite de girasol o de nuez, vinagre, un poco de sal y un poco de azúcar moreno, con granos de espelta cocidos.

En general

Usar ***galanga*** y ***pelitre*** como especias

Espolvorear los platos con media cucharita de café de ***semillas de Zaragatona***.

• DIETA PARA ENFERMOS MUY GRAVES O EN ESTADO TERMINAL •

Para los enfermos muy graves o en estado terminal Santa Hildegarda recomienda: *"Quien esté tan enfermo que ya no pueda comer pan, que tome cebada y avena (1 cucharada de cada) a partes iguales y añada un poco de hinojo (1 cucharadita) y lo hierva todo en 1l de agua al mismo tiempo y después de hervir cuele el caldo y lo beba como una sopa en vez de comer pan, y haga esto hasta que esté sano".*

• RÉGIMEN Y DIETA PARA CASOS DE FIBROMIALGIA Y ENFERMEDADES AUTOINMUNES •

La espelta conviene en casos de: enfermedades del estómago y del intestino, intolerancias alimenticias, alergia al trigo, disfunción en la flora bacteriana, estreñimiento, diarrea, desnutrición, diabetes, enfermedades crónicas de la civilización, enfermedades autoinmunes y para mejorar el estado de ánimo en la depresión.

Habermus
Bebida de lentejas de agua
Vinagre de vino
Pelitre en polvo y en comprimidos
Caldo de pie de ternera

RUEDA ANUAL PARA LOS REMEDIOS UNIVERSALES DE SANTA HILDEGARDA

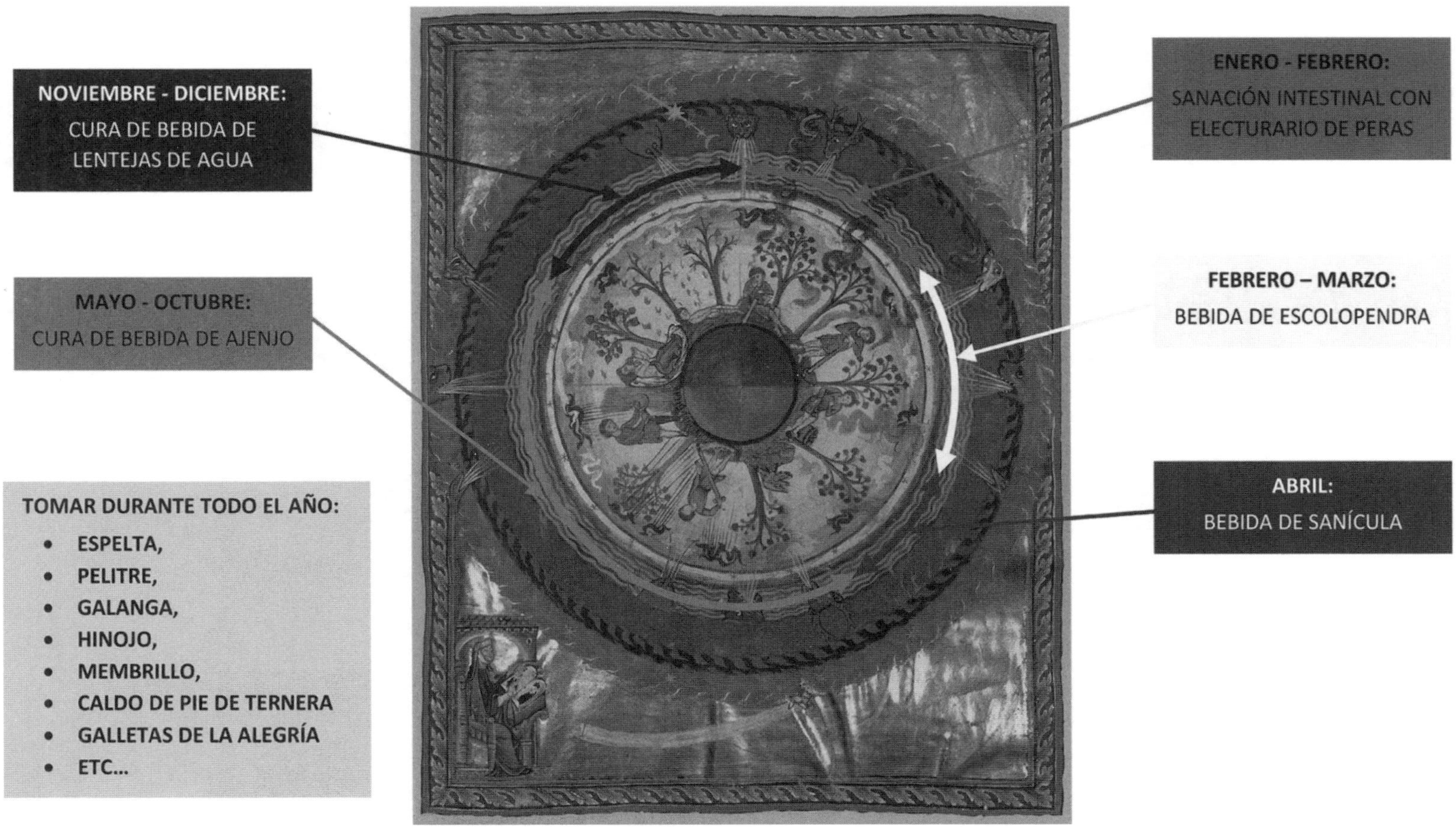

NOVIEMBRE - DICIEMBRE:
CURA DE BEBIDA DE LENTEJAS DE AGUA
MAYO - OCTUBRE:
CURA DE BEBIDA DE AJENJO
TOMAR DURANTE TODO EL AÑO:
• ESPELTA,
• PELITRE,
• GALANGA,
• HINOJO,
• MEMBRILLO,
• CALDO DE PIE DE TERNERA
• GALLETAS DE LA ALEGRÍA
• ETC…
ENERO - FEBRERO:
SANACIÓN INTESTINAL CON ELECTURARIO DE PERAS
FEBRERO – MARZO:
BEBIDA DE ESCOLOPENDRA
ABRIL:
BEBIDA DE SANÍCULA

DIRECCIONES DE INTERÉS Y CONTACTOS

Dirección de contacto en España:

www.santahildegarda.es
info@santahildegarda.es
Tel. y WhatsApp 601 306 002

Casa
Santa
Hildegarda
www.casasantahildegarda.es

EN ALEMANIA:

Casa de salud de Santa Hildegarda:

Hildegard-Zentrum Bodensee,
Dr. Wighard Strehlow,
Hildegard-Praxis,
Strandweg 1,
78476 Allensbach am Bodensee,
Tel. 00 49 07533 7433, Fax: 07533 7479,
E-Mail: praxis@st-Hildegard.com

Monasterio de Santa Hildegarda,

Benediktinerinnenabtei St. Hildegard,
Postfach 1320,
65378 Rüdesheim am Rhein; Klosterweg,
Tel.: 00 49 06722 499-0, Fax: 06722 499-178,
E-Mail: benediktinerinnen@abtei-st-hildegard.de

BIBLIOGRAFÍA

I Obras del Dr. Strehlow traducidas al Español

«Manual de Medicina de Santa Hildegarda»

«Como curar la depresión con Santa Hildegarda de Bingen.»

«Curar por la alimentación según Santa Hildegarda de Bingen. Recetas, curas, dietas»,

«La psicoterapia de Santa Hildegarda de Bingen»

Y dentro de la colección del Dr. Wighard Strehlow: *Los clásicos de la Medicina de Santa Hildegarda – El programa de salud:*

«La Salud del estomago y del intestino»

«La salud del corazón y la circulación»

«Cáncer y sistema inmunitario»

«Curar las Enfermedades de la piel»

Todos editados por la Editorial **Libros Libres de Madrid.**

II Ediciones en alemán sin traducción al español (por ahora):

Wighard Strehlow: *Die Seelenapotheke der Heiligen Hildegard* Meditationsbuch mit 35 farbigen Abbildungen und 35 Zeichnungen von Prof. Hans Meyers und 16 Visionsbildern aus dem Scivias Buch, Strehlow Verlag, September 2010,ISBN 3-929735

Maura Böckeler: *Wisse die Wege (Scivias),* Otto Müller Verlag, Salzburg 1975

Eduard Gronau: *Hildegard von Bingen – Eine Biographie,* Christiana Verlag, Stein am Rhein 1985

Gottfried Hertzka: *So heilt Gott,* Christiana Verlag, Stein am Rhein 1997 Gottfried HertzkaIWighard Strehlow: *Große Hildegard-Apotheke,*

Christiana Verlag, Stein am Rhein 2003Hugo Schulz: *Ursachen und Behandlung der Krankheiten,* München

1933; Nachdruck: 6. erg. Aufl., Basler Hildegard-Gesellschaft, Basel 1990Walburga Storch, *Scivias,* vollständige Übersetzung, Pattloch, München

1991Dr. Wighard Strehlow: *Die klassische Hildegard-Heilhunde Das-Gesundheitsprogramm* :

«Rheuma und Gicht»— «Frauenheilkunde», Strehlow Verlag Allens-

bachDr. *Wighard Strehlow: Hildegard-HeilkundevonA-Z, Droemer* Knaur Ver-

lag, München 2008Dr. Wighard Strehlow/Matthias Krieger: *Verletzungen heilen,* Droemer

Knaur Verlag, München 2007 [355]

Dr. Wighard Strehlow: *Das Gesundheitsprogramm. Altes Heilwissen für die Krankheiten von heute,* Droemer Knaur Verlag, München 2004

Dr. Wighard Strehlow: *Hildegard-Medizin für alle Tage,* Droemer Knaur Verlag, München 2001

III. Ediciones latinas de las obras de Santa Hildegarda

La obra médico-naturalista: Liber Subtilitatum Diversarum Naturarum Creaturarum, que consta de dos partes:

Liber Compositae Medicinae, Paul Kaier: Santa Hildegardais Causae et Curae (CC); Lipsiae. B. G. Teubner 1903; Reimpresión: Basler Santa Hildegarda-Gesellschaft, Basilea 1980

Liber Simplicis Medicinae (Physica), J. P. Migne: Parrologia Latina (PL); Tomus 197, París 1855; Reimpresión: Basler Santa Hildegarda- Gesellschaft, Basilea 1982.

La Trilogía Teológica

Liber Scivias: A. Führkötter: Santa Hildegardais Scivias; Corpus Christianorum, Brepols, 1978

Liber Vita Meritorum: Tarjeta J.P. Pitra: Analeeta Sanctae Hildegardis, Tomus 8, Type Sacri Montis Casinensis, París 1882

Liber Divinorum Operum (LDO): A. Derolez, P. Dronke, Corpus Christianorum, Brepols, Turnholti 199.

Este libro se terminó de imprimir
el 15 de agosto de 2023,
festividad de la Asunción
de la Virgen María